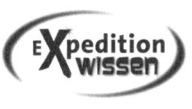

Körper

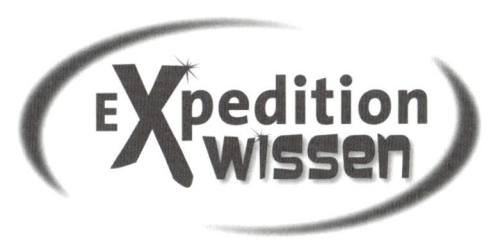

Körper

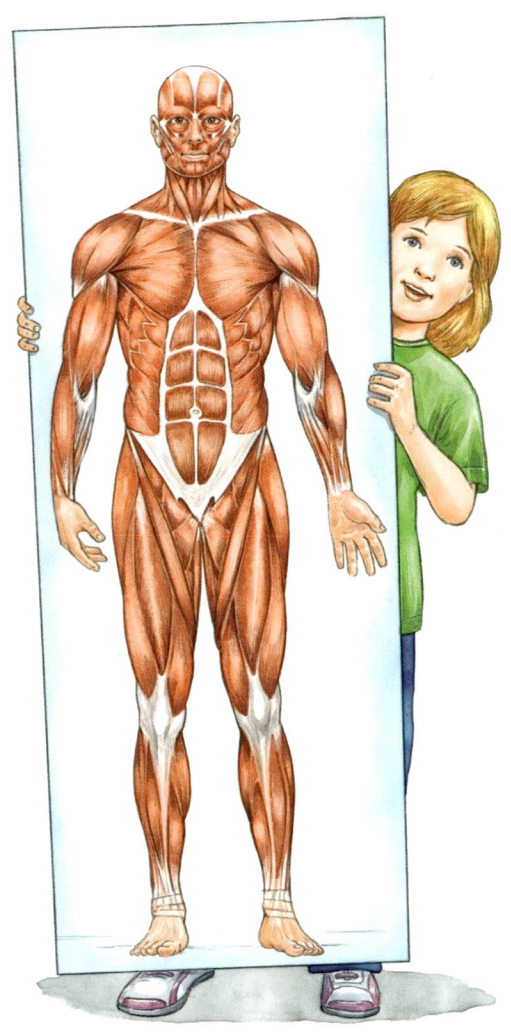

Ravensburger Buchverlag

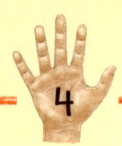

Inhalt

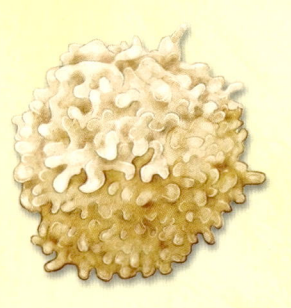
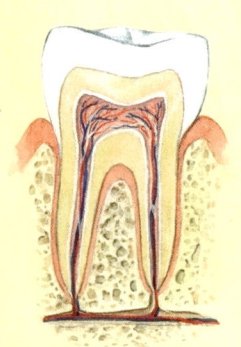
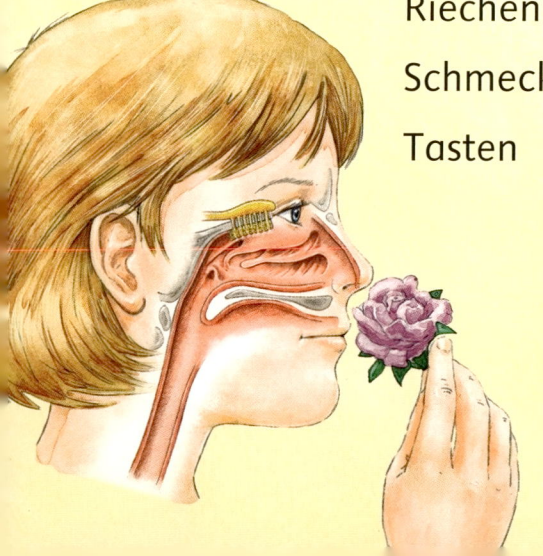

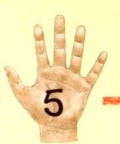

Hier geht's
weiter!
Komm mit ins
Buch!

Zu diesem Buch

Gehirn und Nerven

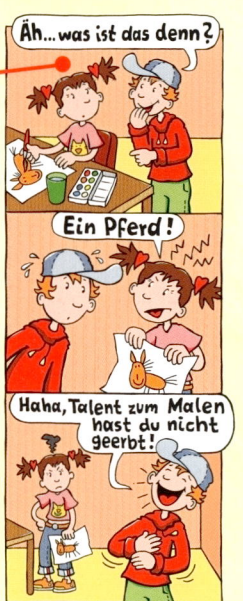

Comic
- Lustige Bildergeschichten mit Pfiff vertiefen wichtige Informationen

Das Gehirn ist die Schaltzentrale unseres Körpers, es ist immer aktiv. Zusammen mit dem Rückenmark bildet das Gehirn den Kernbereich unseres Nervensystems.

Schaltstelle Gehirn

Das Gehirn reguliert und überwacht alle körpereigenen Funktionen wie Atmung und Blutdruck. Außerdem steuert es die Bewegungen unserer Muskeln – vielfach ganz automatisch, ohne dass es uns bewusst ist. Das Gehirn verleiht uns auch die Fähigkeit zum Denken und verarbeitet unsere Gefühle. Es ist dafür verantwortlich, dass wir aus Erfahrungen lernen und uns an bestimmte Dinge erinnern. Denn das Gehirn ist auch der Ort, wo sich unser Gedächtnis befindet.

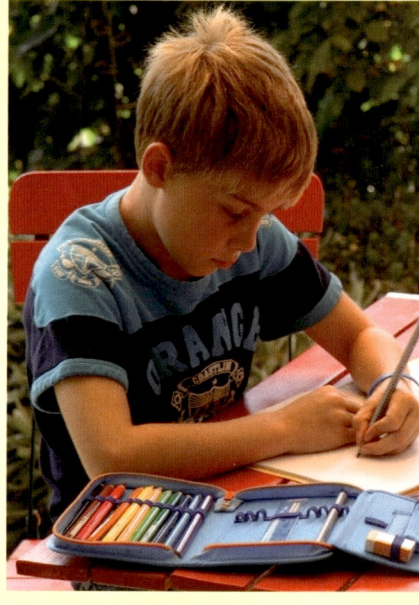

Ob wir Rechts- oder Linkshänder sind, entscheidet das Gehirn.

Infomationsfilter

Jede Sekunde erhält das Gehirn tausende Informationen. Damit kein Chaos entsteht, sortiert es ankommende und ausgehende Botschaften und filtert nur die momentan wichtigen Informationen heraus.

„Eingeschlafen"

Was passiert eigentlich, wenn meine Hand einschläft?
Dann ist ein Nerv eingequetscht und kann keine Impulse mehr an das Gehirn senden. Die Körperteile, die unterhalb des Nervs liegen, werden dann taub. Man sagt eben, sie „schlafen ein". Wenn deine Hand einschläft, wird zum Beispiel der Unterarm-nerv gegen den Oberarmknochen gedrückt.
Und wenn die Hand wieder aufwacht?
Beim Aufwachen sendet der Nerv viele elektrische Impulse auf einmal an das Gehirn. Das spüren wir dann als Kribbeln in dem Körperteil.
Gut zu wissen! Vielen Dank für das Gespräch, Dr. Fröhlich.

Verschiedene Textsorten
- Zeitungsartikel, Briefe, Postkarten, Tagebucheinträge oder Listen

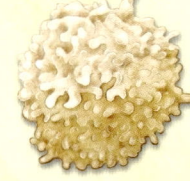

Kaum zu glauben

Unser Körper hat etwa 35 Milliarden weiße Blutkörperchen!

Kaum zu glauben
- Informative Fakten, die unterhalten und verblüffen

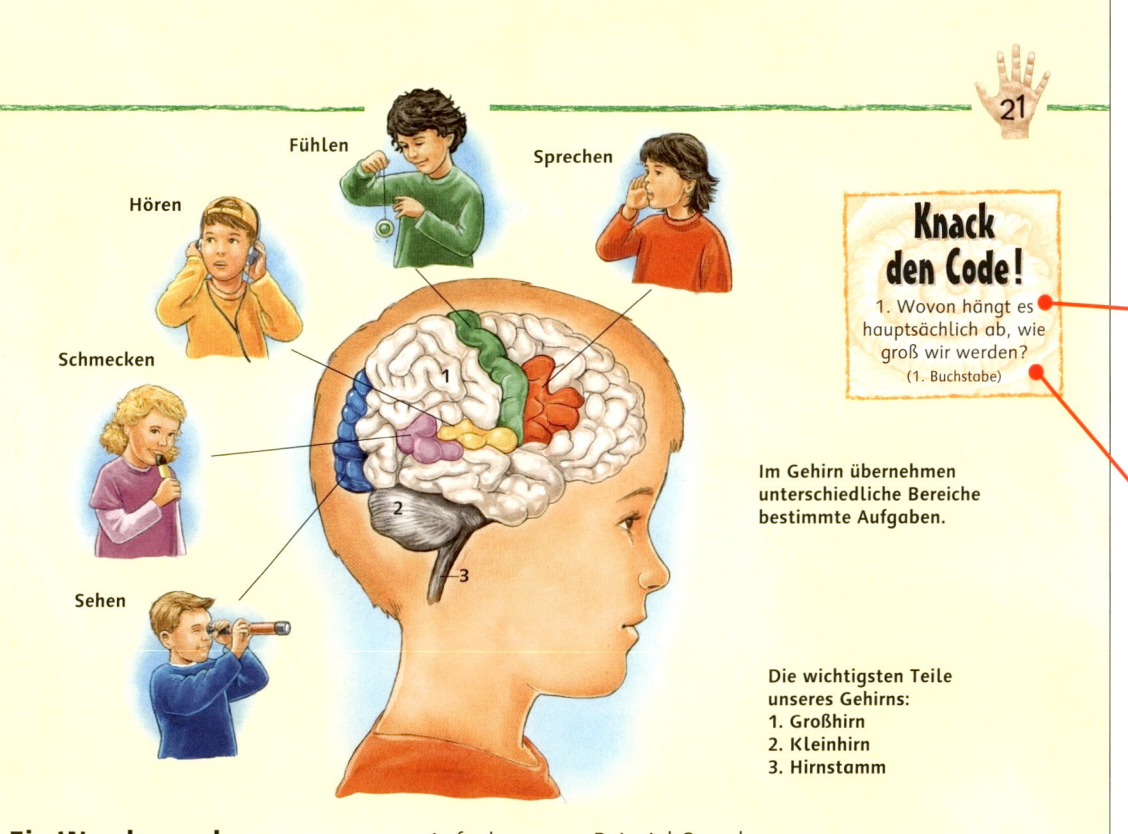

Fühlen

Hören

Schmecken

Sehen

Sprechen

Im Gehirn übernehmen
unterschiedliche Bereiche
bestimmte Aufgaben.

Die wichtigsten Teile
unseres Gehirns:
1. Großhirn
2. Kleinhirn
3. Hirnstamm

Knack den Code!

1. Wovon hängt es
hauptsächlich ab, wie
groß wir werden?
(1. Buchstabe)

Knack den Code!
- Spannende Rätsel-
fragen
- Fragen sind durch-
nummeriert, diese
Nummern finden
sich auf der Schatz-
karte auf Seite 72
wieder
- In Klammern
angegebene Buch-
staben merken
- Lösungsbuchstaben
werden auf der
Schatzkarte einge-
tragen: Gewinnspiel
- Gewinnmöglichkeit
auch im Internet
(mehr dazu auf
Seite 80)

Ein Wunderwerk

Unser Gehirn wiegt zwischen 1245
und 1375 Gramm und enthält
Milliarden von Nervenzellen. Zum
Schutz ist es von der Hirnhaut
und dem Schädelknochen umgeben.
Die wichtigsten Teile des Gehirns
sind Großhirn, Kleinhirn und Hirnstamm. Sie erfüllen unterschiedliche Aufgaben. Damit das Gehirn
reibungslos funktioniert, muss
es ständig mit Blut versorgt werden.

Aufgabenteilung

Im Großhirn, dem größten Teil
unseres Gehirns, sitzen unser
Verstand, unsere Gefühle und das
bewusste Handeln. Einzelne Bereiche des Großhirns haben spezielle

Aufgaben, zum Beispiel Sprechen,
Hören oder Schmecken. Das Klein-
hirn sorgt dafür, dass Muskeln,
Haltung und Gleichgewicht funk-
tionieren. Der Hirnstamm, die
Verbindung zwischen Gehirn und
Rückenmark, steuert unbewusste
Vorgänge wie Herz, Atmung,
Schlafen und Hunger.

**Häufigkeit der
Blutgruppen in
der Bevölkerung
(Durchschnitt)**
- Blutgruppe A: 43 %
- Blutgruppe 0: 41 %
- Blutgruppe B: 11 %
- Blutgruppe AB: 5 %

**Steckbriefe
und Biografien**
- Stichwortartig
zusammengefasste
Daten und Fakten

Du entscheidest selbst!

Was sind Hammer,
Amboss und Steigbügel?
➡ Seite 38/39
Wie viele Geschmacks-
richtungen unterscheiden
wir? ➡ Seite 42/43

Lies mal weiter!
Seite 36, 38, 40
www.expedition.wissen.de
Reflexe

Lies mal weiter!
- Link zur Homepage
www.expedition.
wissen.de
- Suchbegriff im
weißen Feld für
Eingabe auf Home-
page
- Verweis auf weiter-
führende Seiten im
Buch

Du entscheidest selbst!
- Was interessiert dich am meisten?
- Auf welcher Seite willst du weiterlesen?

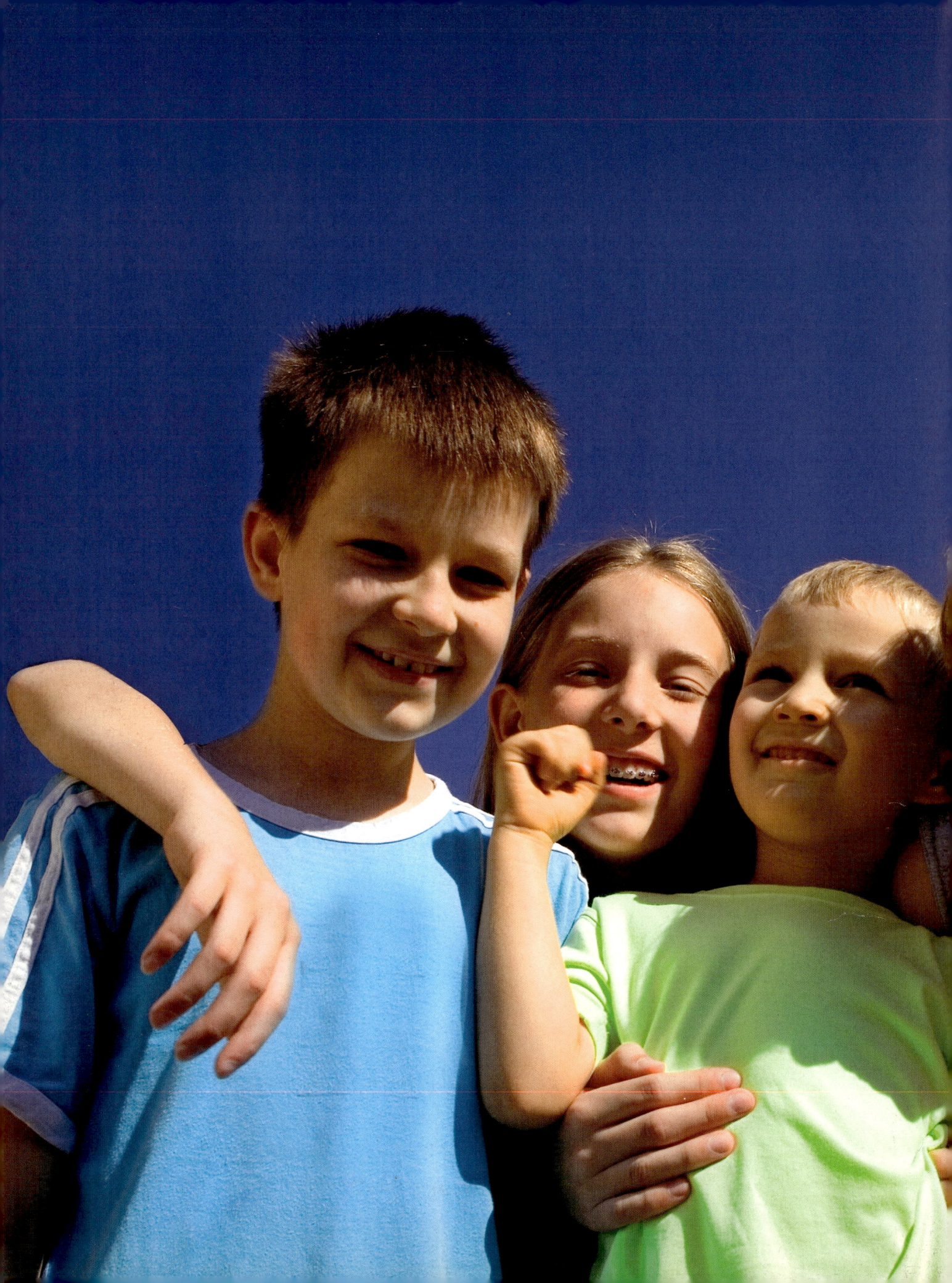

Unser Körper

Unser Körper ist ein faszinierendes Werk der Natur. Er ist aus
vielen kleinen Bausteinen, den Zellen, zusammengesetzt.
Im Laufe unseres Lebens verändert sich unser Körper ständig:
In den ersten 20 Lebensjahren wachsen wir und entwickeln
uns weiter. Mit zunehmendem Alter lässt die Leistungsfähigkeit
unseres Körpers dann langsam nach.

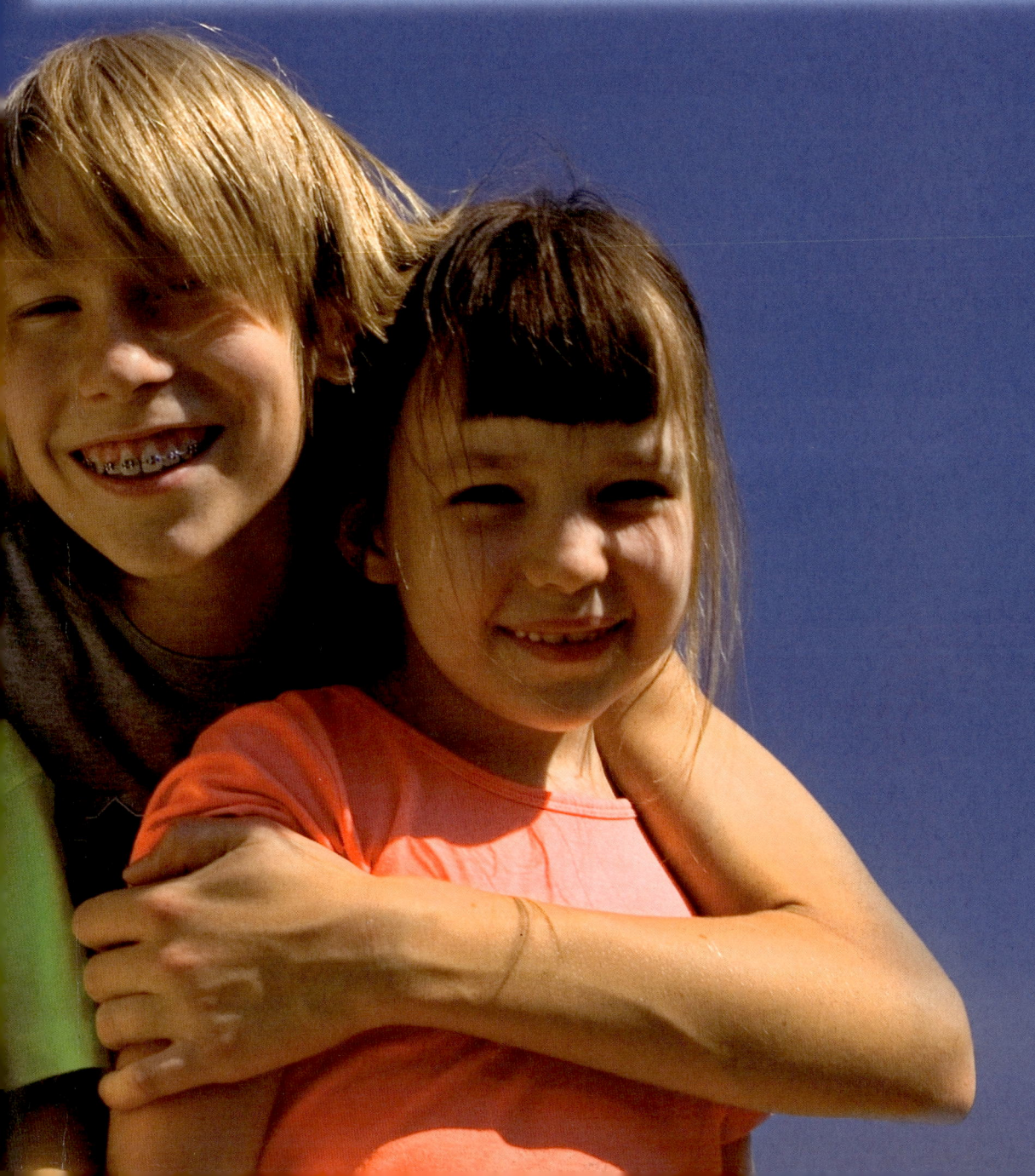

Entwicklung des Lebens

Die Entwicklung des Menschen dauerte viele Millionen Jahre.

Schon immer haben sich die Menschen gefragt, woher sie kommen und wie die Welt entstanden ist. Heute wissen wir, dass unsere Erde ungefähr 4,6 Milliarden Jahre alt ist. Damals gab es aber noch kein Leben auf unserem Planeten.

Das Leben beginnt

Erstes Leben auf der Erde gab es vor etwa vier Milliarden Jahren, das waren Algen und Bakterien. Im Laufe von Jahrmillionen entstanden dann verschiedene Tierarten: Fische, Amphibien, Reptilien, Vögel und Säugetiere. Als Vorfahren der Affen und Menschen gelten kleine, insektenfressende Säugetiere, die auf Bäumen lebten. Vor rund sieben Millionen Jahren entwickelten sich Affen und Menschen, allerdings in unterschiedliche Richtungen. Unser ältester Vorfahr ist der Australopithecus. Vor etwa zwei Millionen Jahren lebte der Homo habilis – er benutzte schon einfache Steinwerkzeuge. Der Homo erectus machte Feuer, baute Hütten und stellte bereits feine Waffen und Werkzeuge her. Vor 300 000 Jahren erschien dann der Homo sapiens auf der Erde. Aus ihm entwickelte sich schließlich der Homo sapiens sapiens, der wirklich vernunftbegabte Mensch. Mit ihm sind auch wir modernen Menschen verwandt.

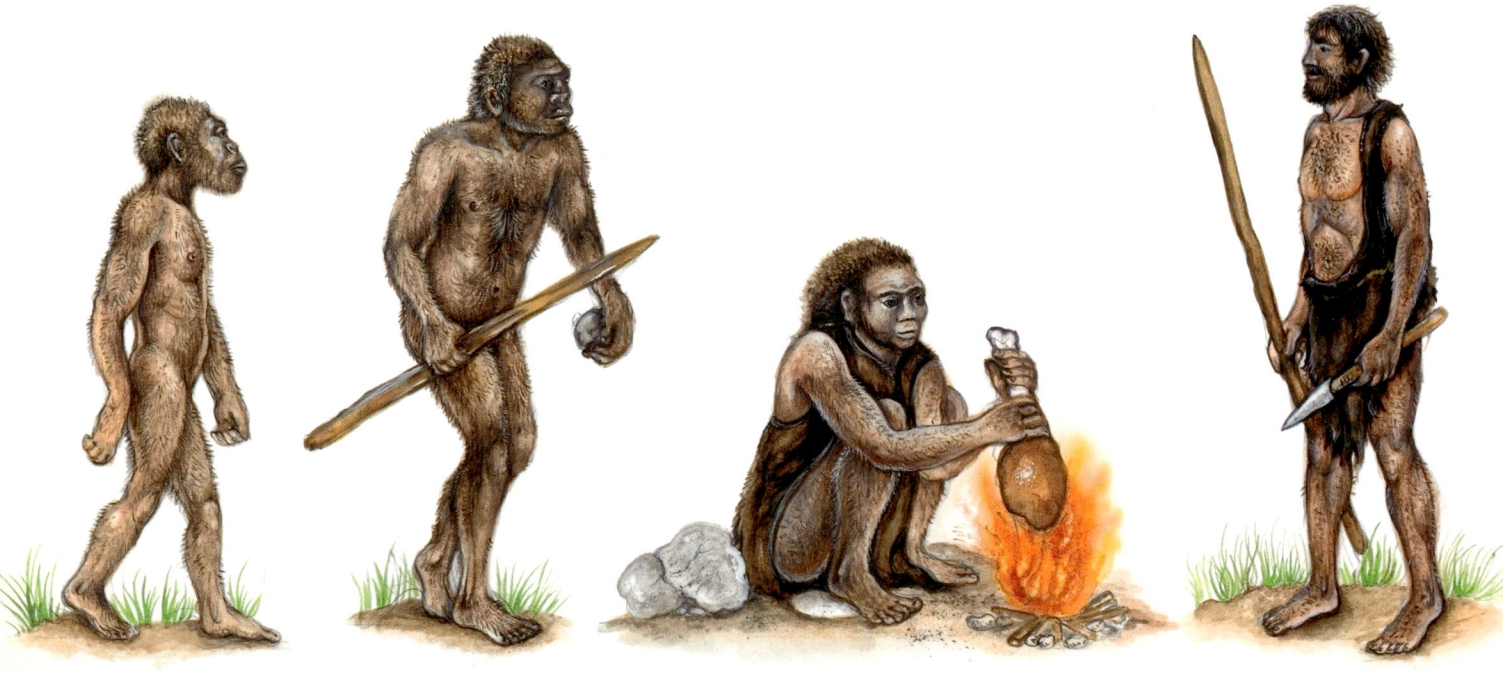

Der Australopithecus, der älteste Vorfahre des Menschen, lebte vor 2 bis 3 Millionen Jahren.

Vor rund 2 Millionen Jahren lebte der Homo habilis („geschickter Mensch").

Der Homo erectus („aufgerichteter Mensch") lebte vor etwa 1,5 Millionen Jahren oder noch früher.

Der Homo sapiens („vernunftbegabter Mensch") erschien vor etwa 300 000 Jahren.

Der aufrechte Gang

Ein wichtiger Schritt in der Entwicklung des Menschen war der aufrechte Gang. Im Laufe der Zeit passte sich der Körper an diese neue Fortbewegungsart an: Das Skelett wurde schlanker, die Arme wurden kürzer und die Beine länger.

Verstand und Sprache

Wodurch unterscheiden sich Menschen und Tiere? Auch Tiere haben einen Körper, der ausgezeichnet funktioniert. Einige können schneller laufen, andere besser sehen als wir Menschen oder sogar fliegen. Aber wir besitzen etwas Einzigartiges: Verstand und Sprache.

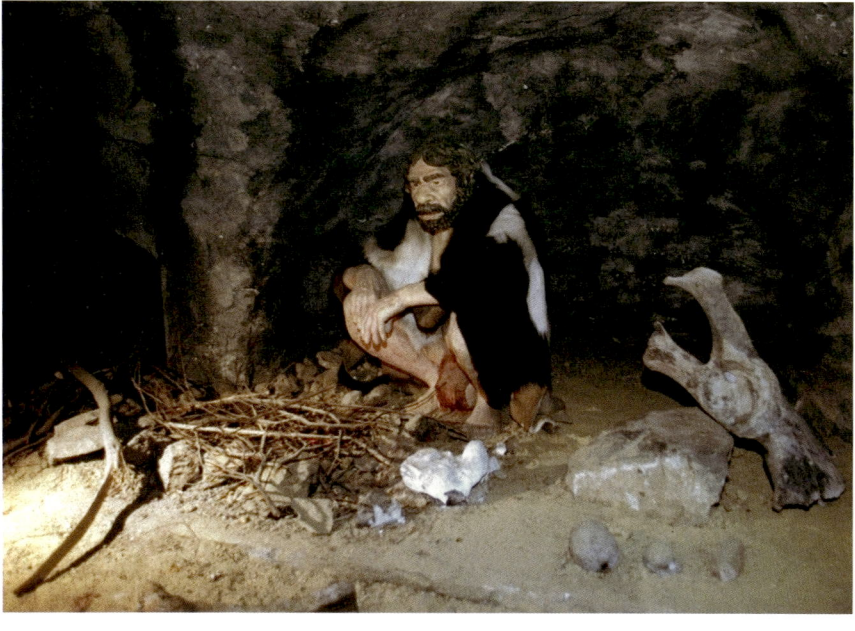

Der Neandertaler, der zur Gattung „Homo" gehörte, starb vor etwa 30 000 Jahren aus.

Mit unserem Verstand können wir Erfahrungen machen und daraus lernen, wir können Zusammenhänge erkennen und Probleme lösen. Mithilfe der Sprache können wir uns anderen mitteilen und uns austauschen. So entsteht das, was man Kultur nennt.

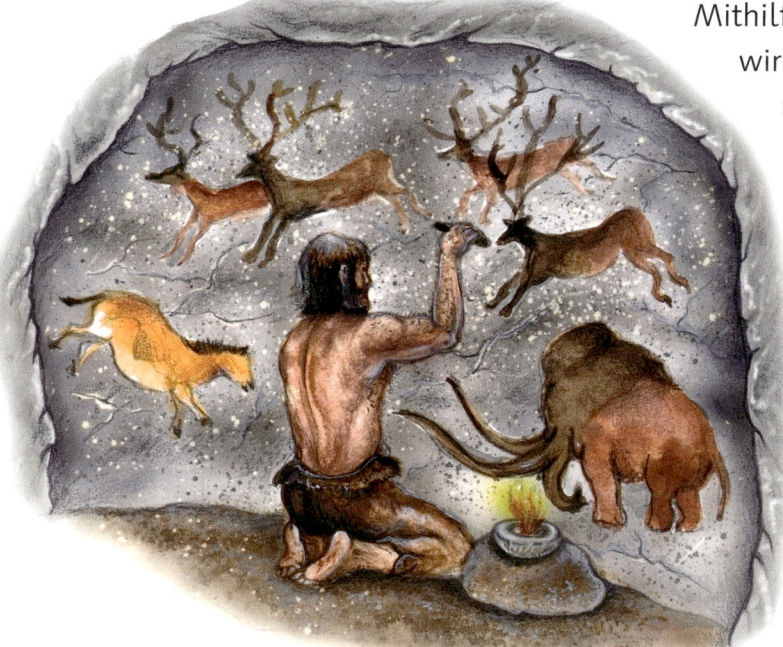

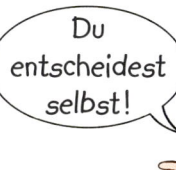

Du entscheidest selbst!

Wie arbeitet unser Gehirn?
➡ Seite 20/21
Was passiert beim Sprechen? ➡ Seite 30/31

Der Homo sapiens sapiens („wirklich vernunftbegabter Mensch") ist unser direkter Vorfahre.

Lies mal weiter!
Seite 31, 50, 56

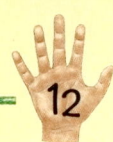

Wachstum

Wenn zwei Zellen aus dem Körper unserer Eltern, eine Eizelle und eine Samenzelle, miteinander verschmelzen, entsteht ein neuer Mensch.

Größer werden

Die Körperzellen wachsen und teilen sich ständig. Wie schnell wir wachsen und wie groß wir werden, ist bei jedem Menschen verschieden. Das hängt hauptsächlich von den Erbanlagen unserer Eltern ab. Die Körperteile wachsen auch nicht alle gleich schnell. Ein Baby etwa hat einen sehr großen Kopf im Vergleich zum Körper. Später wachsen Arme, Beine usw. mehr, der Kopf wächst dafür nicht mehr viel. Mit etwa zwölf Jahren setzt dann ein richtiger Wachstums-schub ein – die Pubertät beginnt.

Ende des Wachstums

Wenn wir etwa 20 Jahre alt sind, hören die Zellen auf sich zu teilen und erneuern sich nur noch. Unser Körper wächst nicht mehr weiter, wir sind „ausgewachsen". Woher unser Körper das weiß, ist noch nicht genau erforscht. Möglicherweise haben wir eine Art innere Uhr oder chemische Stoffe, die Hormone, spielen dabei eine Rolle.

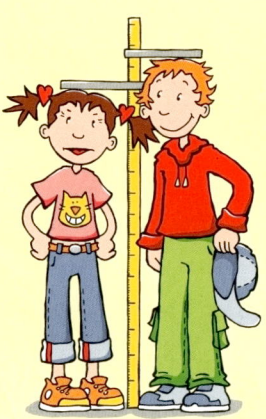

Ich wachse auch noch!

Der größte Mann der Welt ist über 2,50 Meter groß.

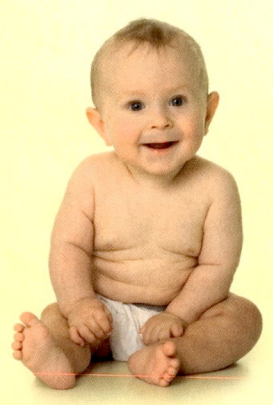

Die meisten Babys können mit sechs Monaten kurze Zeit aufrecht sitzen.

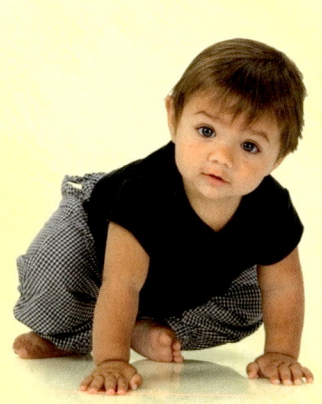

Mit etwa einem Jahr machen Kleinkinder die ersten Laufversuche.

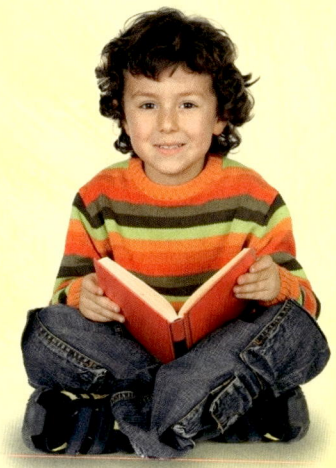

Die meisten Kinder kommen mit sechs Jah-ren in die Schule.

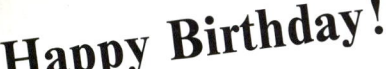

Happy Birthday!

21. August 2006 Seit heute ist Emiliano Mercado del Toro aus Puerto Rico der älteste Mensch der Welt: Er feiert seinen 115. Geburtstag! Wir fragten ihn, was sein Geheimnis für ein so langes Leben ist. Er verriet uns schmunzelnd: „Ich habe nie einen Tropfen Alkohol getrunken und in meiner Jugend keinen einzigen Tanz ausgelassen!"

Knack den Code!

1. Wovon hängt es hauptsächlich ab, wie groß wir werden?
(1. Buchstabe)

Älter werden

Bei alten Menschen erneuern sich die Zellen nicht mehr so schnell. Ihr Körper wird schwächer, die Haut faltig, Augen und Ohren funktionieren schlechter. Heute werden Männer im Durchschnitt 78 Jahre alt, Frauen 82 Jahre. Vor 100 Jahren wurden die meisten Menschen nicht älter als 50 Jahre.

Lebensbedingungen

In den Industrieländern haben sich die Lebensbedingungen in den letzten 100 Jahren verbessert. Die meisten Menschen verrichten keine schwere körperliche Arbeit mehr. Außerdem ernähren sie sich besser. In armen Ländern sterben allerdings viele Menschen noch immer deutlich früher. Oft schon im Kindesalter, weil sie nicht genügend Nahrung und sauberes Trinkwasser bekommen.

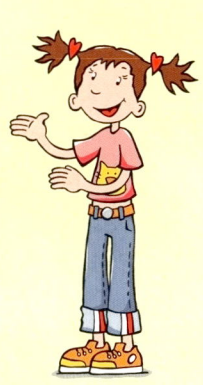

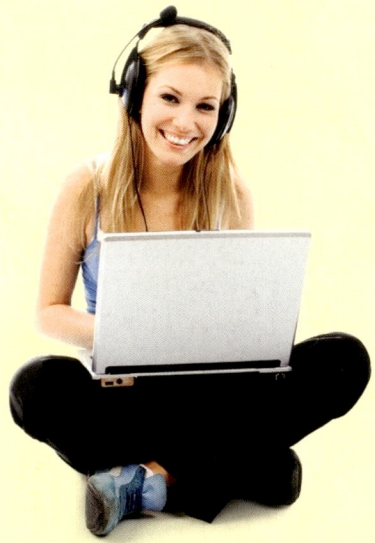

Zwischen 12 und 16 Jahren verändert sich der Körper deutlich.

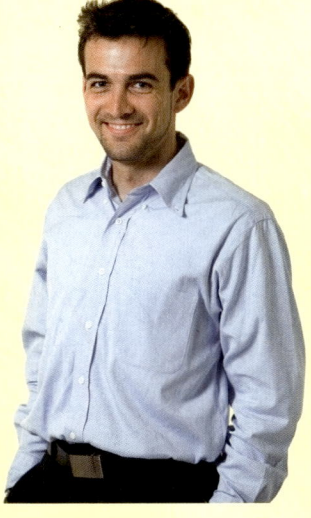

Mit 18 bis 20 Jahren ist der Mensch ausgewachsen.

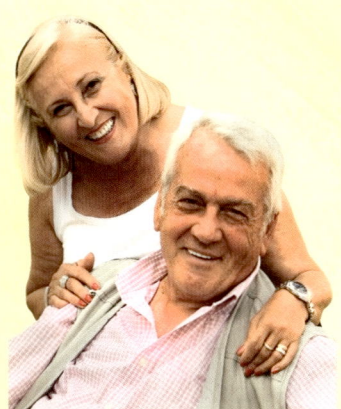

Mit zunehmendem Alter lässt die Leistungsfähigkeit des Körpers nach.

Lies mal weiter!
Seite 18, 52, 64

Ein Wunderwerk der Natur

Wir Menschen sehen verschieden aus, sind aber doch alle gleich!

Ich bin einzigartig!

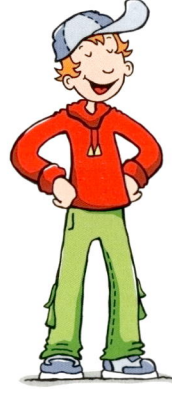

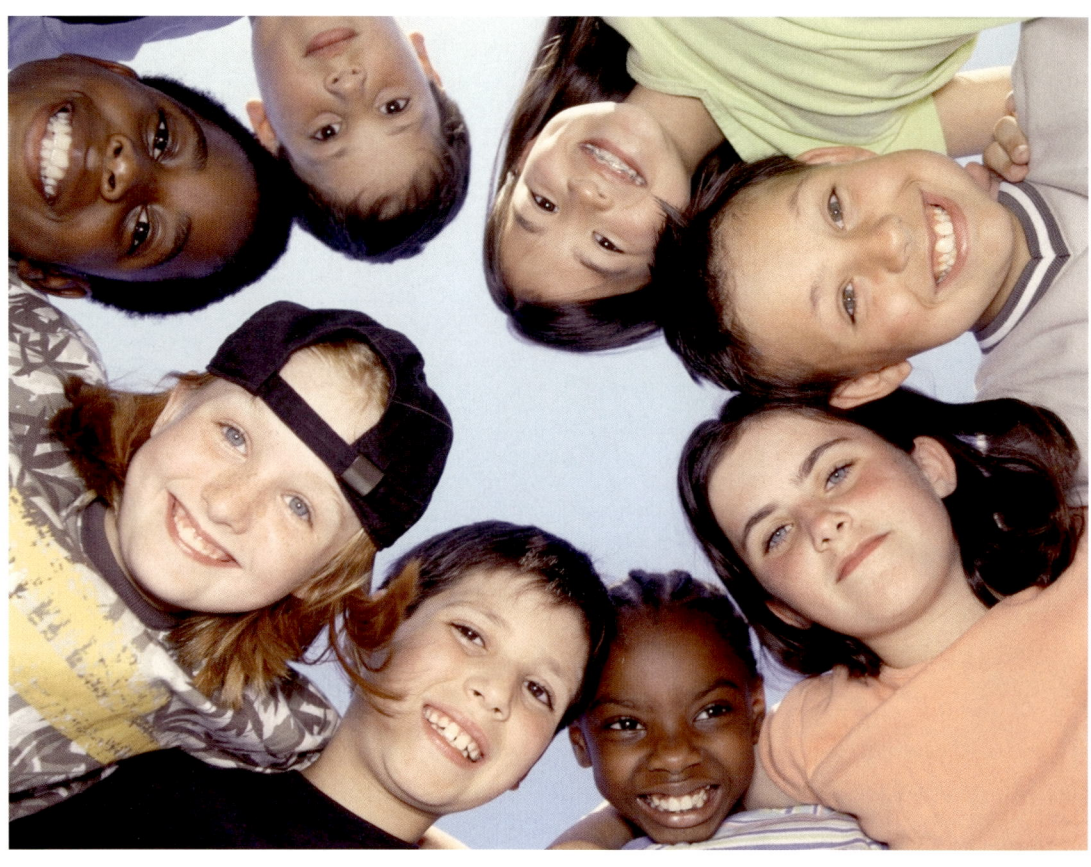

Kaum zu glauben

Das Erbgut von Menschen und Menschenaffen stimmt zu 98,7 Prozent überein!

Wir Menschen sehen ganz unterschiedlich aus, je nachdem wo wir leben: Die Menschen in Afrika haben oft krause Haare und dunkle Haut. In Asien haben die Menschen eine andere Augenform als in Europa. Die Bewohner Nordeuropas haben hellere Haare und Haut als zum Beispiel Südeuropäer. Außerdem sind manche Menschen groß, andere klein, manche sind dick, andere dünn. 99,9 Prozent der Erbanlagen, der Gene, aller Menschen sind gleich. Nur 0,1 Prozent unterscheiden uns und machen jeden Menschen unverwechselbar.

Gemeinsamkeiten

Alle Menschen besitzen den gleichen Körperbau. Wir haben einen Kopf, Rumpf und Gliedmaßen – die Arme und Beine.

Im Kopf befinden sich unser Gehirn, mit dem wir unsere Körperfunktionen steuern können, und ein Großteil unserer Sinnesorgane. Im Rumpf liegen viele lebenswichtige Organe wie das Herz und die Lungen. Aber auch die Organe für die Verdauung und die Geschlechtsorgane befinden sich dort. Mit unseren Armen und Beinen schließlich können wir uns fortbewegen. Jeder Körper besteht außerdem aus den gleichen Bausteinen, den Körperzellen.

Die Bausteine des Körpers

Die kleinste Einheit unseres Körpers ist die Zelle. Die Zellen bilden Knochen, Muskeln, Fettgewebe, Haut und Haare. Ähnlich auf- gebaute Zellen, wie etwa Nerven- zellen oder Muskelzellen, schließen sich zu einem Gewebe zusammen. Verschiedene Gewebe wiederum bilden ein Organ. Organe sind zum Beispiel Gehirn, Magen und Lunge.

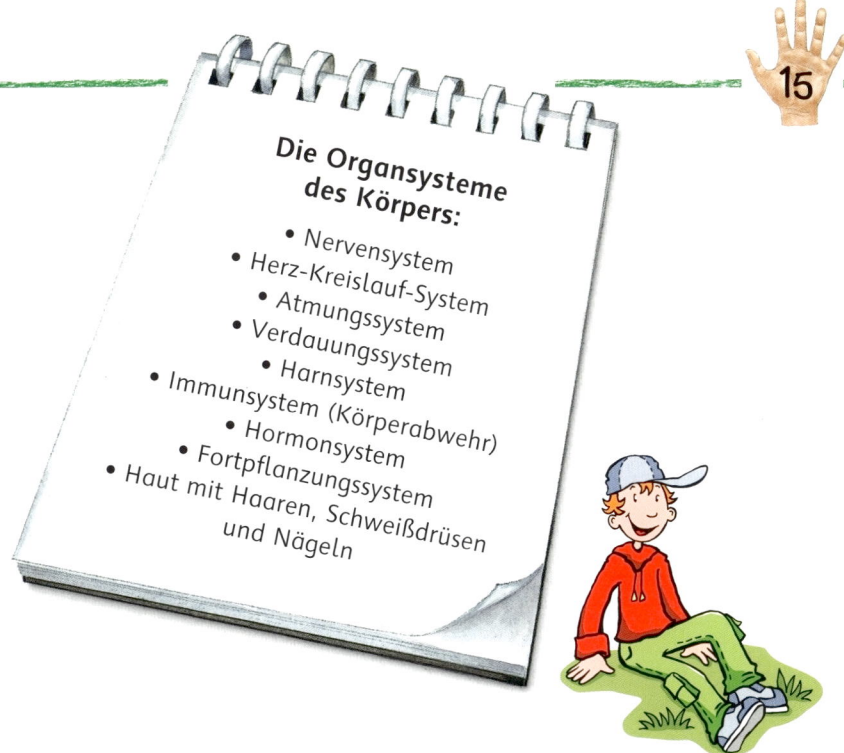

Die Organsysteme des Körpers:

- Nervensystem
- Herz-Kreislauf-System
- Atmungssystem
- Verdauungssystem
- Harnsystem
- Immunsystem (Körperabwehr)
- Hormonsystem
- Fortpflanzungssystem
- Haut mit Haaren, Schweißdrüsen und Nägeln

Die Organsysteme

Mehrere Organe, die gemeinsam eine bestimmte Aufgabe erfüllen, nennt man „Organsystem".
Unser Körper besteht aus verschie- denen Organsystemen, zum Beispiel dem Nervensystem, dem Atmungs- system und dem Verdauungssystem.

Sie alle sorgen dafür, dass unser Körper reibungslos funktioniert. Das Nervensystem etwa besteht aus dem Gehirn, dem Rückenmark, den Nerven und unseren Sinnesorganen. Zum Atmungssystem gehören zum Beispiel Mund, Nase, Rachenraum, Luftröhre und Bronchien. Unser Herz, die Blutgefäße und das Blut bilden unser Herz-Kreis- lauf-System. Und auch die Haut bildet zusammen mit den Haaren, Schweißdrüsen und Nägeln ein eigenes Organsystem.

Akrobaten können mit ihrem Körper unglaubliche Kunststücke vollbringen.

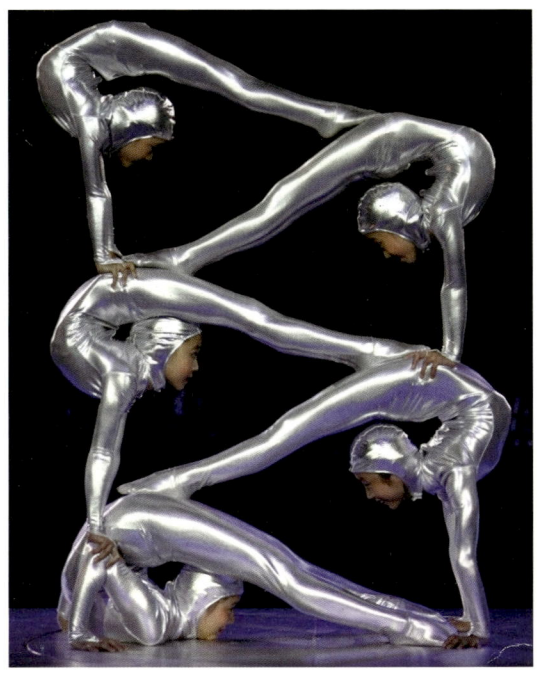

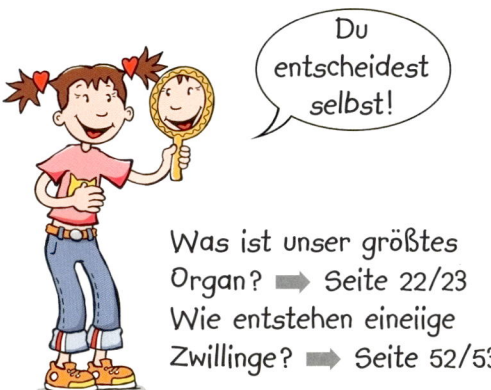

Du entscheidest selbst!

Was ist unser größtes Organ? ➡ Seite 22/23
Wie entstehen eineiige Zwillinge? ➡ Seite 52/53

Lies mal weiter!
Seite 22, 26, 32

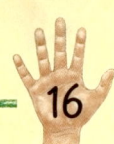

Knochen und Skelett

Schädel

Nasenbein

Oberkieferknochen

Unterkieferknochen

Schlüsselbein

Brustbein

Rippen

Oberarmknochen

Wirbelsäule

Speiche

Elle

Becken

Handwurzelknochen

Fingerknochen

Mittelhandknochen

Oberschenkelknochen

Kniescheibe

Schienbein

Wadenbein

Fußknochen

Fersenbein

Das Skelett ist das „Gerüst" unseres Körpers, es gibt ihm seine Form und schützt die Organe. Bei einem Erwachsenen macht es etwa zehn Prozent des Körpergewichts aus. Es besteht aus 206 Knochen, von denen die meisten durch Gelenke miteinander verbunden sind. Ein Baby hat bei der Geburt ungefähr 350 noch recht weiche Knochen. Sie ähneln zum Beispiel dem Knorpel in der Nase bei Erwachsenen. Mit der Zeit wachsen viele dieser Knochen zusammen. Diese Phase dauert etwa bis zum 25. Lebensjahr.

Das Innere von Knochen

Ein Knochen kann zwar brechen, wächst aber wieder zusammen, wenn er richtig zusammengefügt wird. Unser Körper hat ganz verschiedene Knochen, große und kleine, leichte und schwere. Aufgebaut sind sie alle gleich: Eine harte Hülle schützt Knochenmasse und Knochenmark. Im Knochenmark werden die Blutkörperchen gebildet. Im Inneren der Knochen verlaufen Blutgefäße und Nerven.

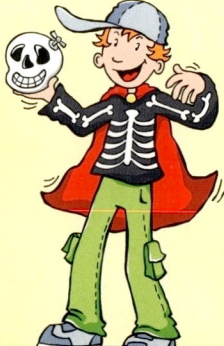

Huh, bin ich gruselig!

Das Skelett eines Erwachsenen besteht aus 206 Knochen.

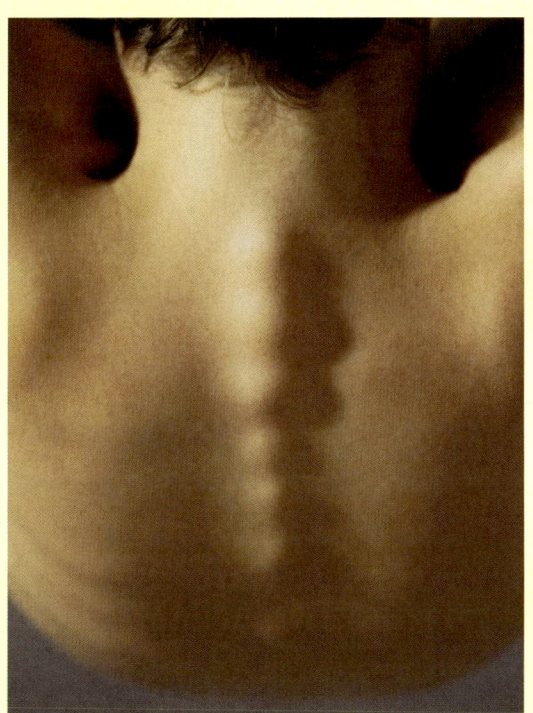

Wenn man sich nach vorne beugt, kann man die Wirbelsäule gut sehen.

Unsere Wirbelsäule

Das Kernstück unseres Skeletts ist die Wirbelsäule, auch Rückgrat genannt. Beim Menschen sieht sie wie ein in die Länge gezogenes „S" aus. Die Wirbelsäule besteht aus einzelnen Knochen, den Wirbeln. Sie ist in verschiedene Bereiche unterteilt: Es gibt sieben Hals-, zwölf Brust- und fünf Lendenwirbel. Das Kreuzbein ist aus fünf Wirbeln und das Steißbein aus vier bis fünf Wirbeln entstanden.

Gelenke und Bandscheiben

Die meisten Knochen sind durch Gelenke verbunden. Dadurch können wir sie beugen und drehen. Auch die Wirbel sind durch Gelenke verbunden. Für zusätzliche Beweglichkeit sorgen die Bandscheiben zwischen den Wirbeln. Im Inneren der Wirbel befindet sich das Rückenmark, ein Strang von Nervenzellen und -fasern. Von dort werden Signale an die Muskeln geschickt.

Halswirbel

Brustwirbel

Lendenwirbel

Kreuzbein

Steißbein

Unsere Wirbelsäule besteht aus 33–34 Wirbeln.

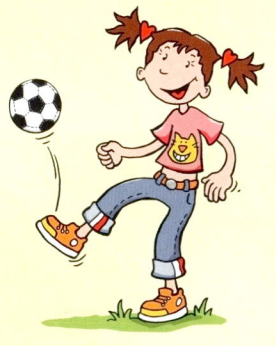

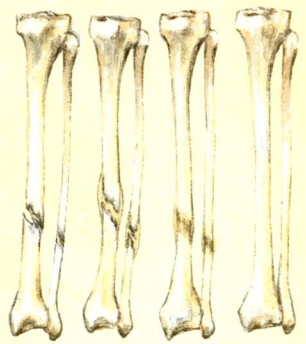

Bei einem Knochenbruch bildet sich an der Bruchstelle nach und nach neues Gewebe.

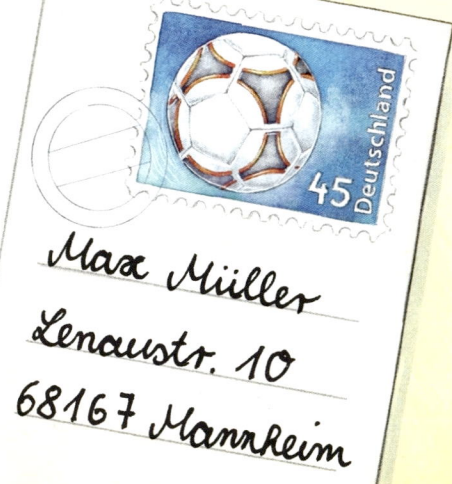

Lieber Max,
gestern hab ich mir beim Fußballspielen den Arm gebrochen. Mist! Jetzt muss ein anderer für mich als Torhüter einspringen. Aber alle haben ihre Namen auf meinen Gips geschrieben. Für dich ist auch noch Platz.
Viele Grüße, Dein Jakob

Max Müller
Lenaustr. 10
68167 Mannheim

Lies mal weiter!
Seite 20, 61, 62
www.expedition.wissen.de
Röntgen

Die Muskeln

Gesichtsmuskulatur

Kopfwender

Brustmuskel

Oberarmmuskel

Bauchmuskel (schräg)

Bauchmuskel (gerade)

Heranzieher des
Oberschenkels

Oberschenkelmuskel

Wadenbeinmuskel

Zwillingswadenmuskel

Strecker

In unserem Körper gibt
es über 600 verschiedene
Muskeln.

Muskelkraft

Ob wir uns bewegen, etwas kauen, sprechen oder lachen – wir brauchen dafür immer Muskeln. Bei jeder Bewegung, die wir machen, ziehen sich bestimmte Muskeln zusammen, andere Muskeln entspannen sich.

In unserem Körper gibt es über 600 verschiedene Muskeln. Allein 30 bewegen sich im Gesicht, wenn wir herzhaft lachen. Sie funktionieren unterschiedlich:

Es gibt Muskeln, die wir bewusst mit dem Gehirn steuern, wenn wir zum Beispiel ein Glas in die Hand nehmen. Andere Muskeln arbeiten dagegen automatisch, wie zum Beispiel unser Herz und die Muskeln der inneren Organe.

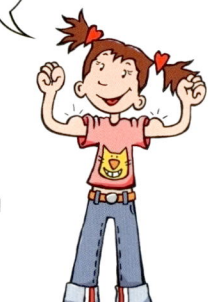

Ich hab Muckis!

Bei bestimmten Bewegungen arbeiten verschiedene Muskelgruppen gleichzeitig zusammen.

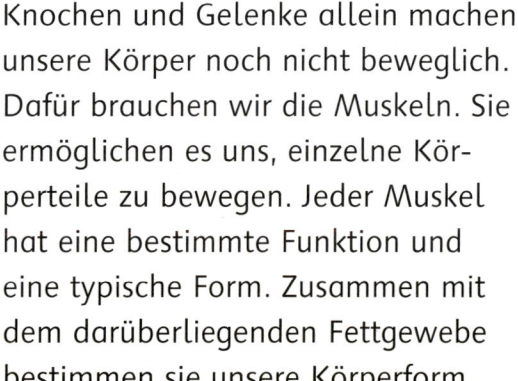

Knochen und Gelenke allein machen unsere Körper noch nicht beweglich. Dafür brauchen wir die Muskeln. Sie ermöglichen es uns, einzelne Körperteile zu bewegen. Jeder Muskel hat eine bestimmte Funktion und eine typische Form. Zusammen mit dem darüberliegenden Fettgewebe bestimmen sie unsere Körperform.

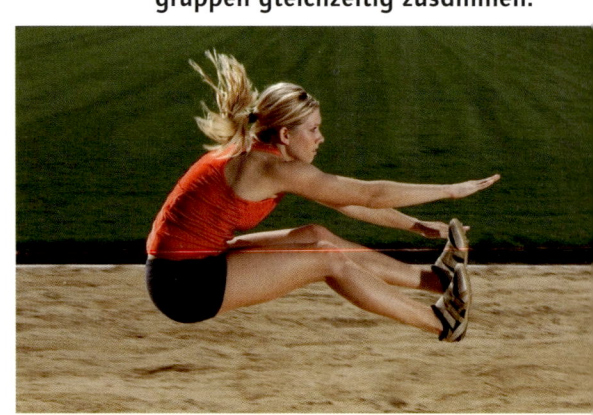

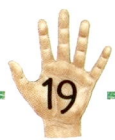

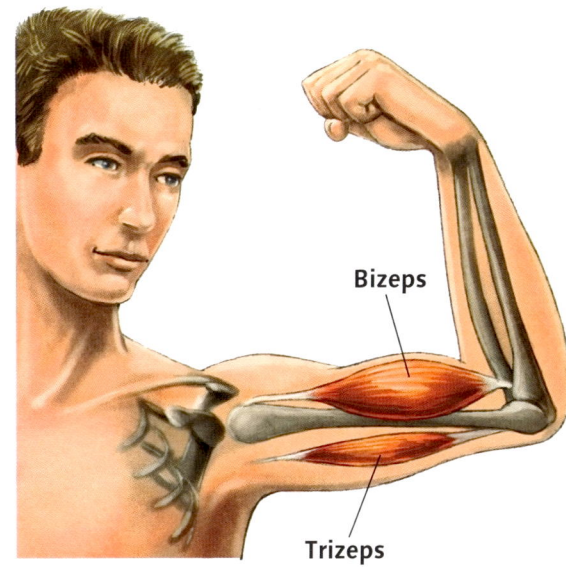

Beim Beugen des Arms zieht sich der Bizeps zusammen und der Trizeps entspannt sich. Beim Strecken des Arms ist es umgekehrt.

Diese Muskeln können wir nicht mit unserem Willen steuern. Unser Herzmuskel nimmt eine Sonderstellung ein, er ist einzigartig. Er zieht sich jede Sekunde ein- bis zweimal zusammen, ermüdet dabei aber nicht.

Knack den Code!
3. Welche Muskeln machen den größten Teil unserer Muskulatur aus?
(2. Buchstabe)

Energie für die Muskeln

Unser Muskelgewebe besteht aus Muskelfasern, die in Bündeln angeordnet sind und sich bei Bewegung zusammenziehen. Die dafür nötige Energie liefern den Muskeln der Sauerstoff und die Glukose (Traubenzucker), die sie über das Blut erhalten.

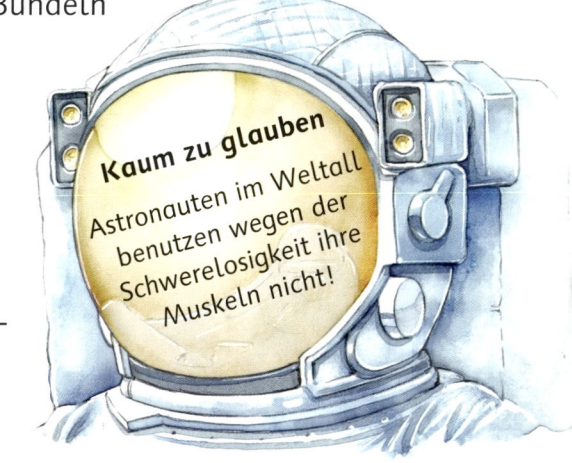

Kaum zu glauben

Astronauten im Weltall benutzen wegen der Schwerelosigkeit ihre Muskeln nicht!

Unterschiedliche Muskeln

Die Muskeln, die wir mit unserem Willen steuern, heißen auch quer gestreifte Muskeln oder Skelettmuskeln, da wir mit ihnen unser Skelett bewegen. Sie werden durch elektrische Signale vom Gehirn und Rückenmark aus gesteuert und machen den größten Teil unserer Muskulatur aus. Die inneren Organe dagegen haben glatte Muskeln.

Muskelkater

Wenn wir unsere Muskeln trainieren, etwa beim Sport, wachsen sie. Werden sie aber zu sehr angestrengt, dann spüren wir das am nächsten Tag: Wir haben Muskelkater, das sind kleine Risse in den Muskeln.

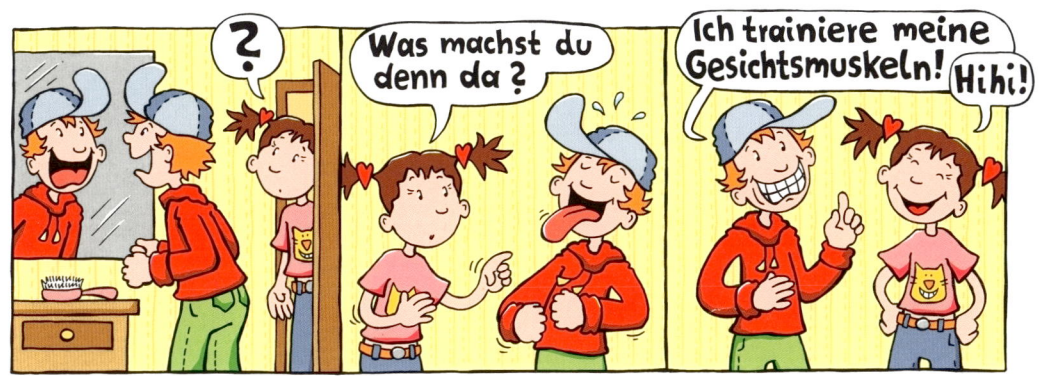

Lies mal weiter!
Seite 12, 44, 68

Gehirn und Nerven

Das Gehirn ist die Schaltzentrale unseres Körpers, es ist immer aktiv. Zusammen mit dem Rückenmark bildet das Gehirn den Kernbereich unseres Nervensystems.

Schaltstelle Gehirn

Das Gehirn reguliert und überwacht alle körpereigenen Funktionen wie Atmung und Blutdruck. Außerdem steuert es die Bewegungen unserer Muskeln – vielfach ganz automatisch, ohne dass es uns bewusst ist. Das Gehirn verleiht uns auch die Fähigkeit zum Denken und verarbeitet unsere Gefühle. Es ist dafür verantwortlich, dass wir aus Erfahrungen lernen und uns an bestimmte Dinge erinnern. Denn das Gehirn ist auch der Ort, wo sich unser Gedächtnis befindet.

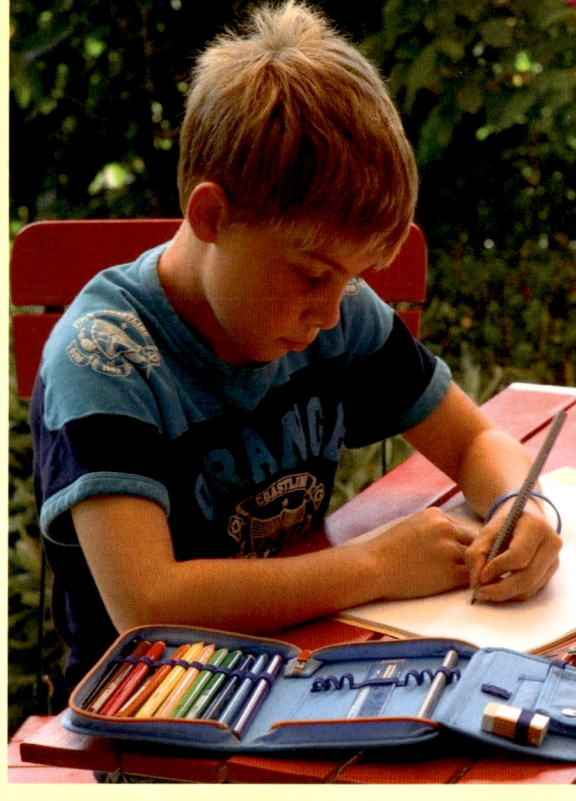

Ob wir Rechts- oder Linkshänder sind, entscheidet das Gehirn.

Infomationsfilter

Jede Sekunde erhält das Gehirn tausende Informationen. Damit kein Chaos entsteht, sortiert es ankommende und ausgehende Botschaften und filtert nur die momentan wichtigen Informationen heraus.

„Eingeschlafen"

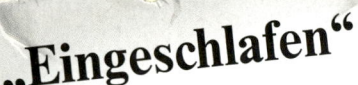

Was passiert eigentlich, wenn meine Hand „einschläft"?
Dann ist ein Nerv eingequetscht und kann keine Impulse mehr an das Gehirn senden. Die Körperteile, die unterhalb des Nervs liegen, werden dann taub. Man sagt eben, sie „schlafen ein". Wenn deine Hand einschläft, wird zum Beispiel der Unterarm-

nerv gegen den Oberarmknochen gedrückt.
Und wenn die Hand wieder „aufwacht"?
Beim Aufwachen sendet der Nerv viele elektrische Impulse auf einmal an das Gehirn. Das spüren wir dann als Kribbeln in dem Körperteil.
Gut zu wissen! Vielen Dank für das Gespräch, Dr. Fröhlich.

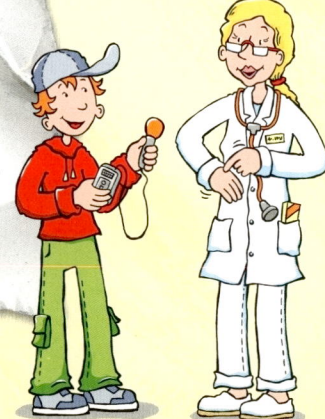

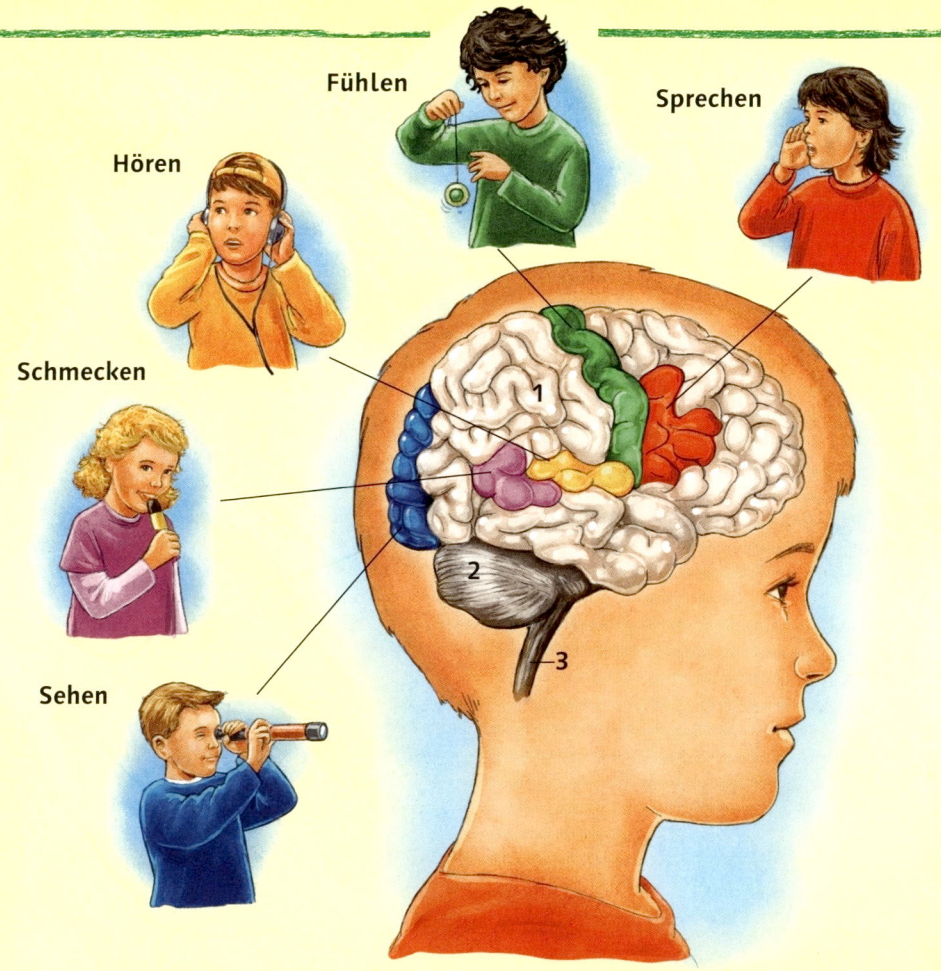

Fühlen

Hören

Sprechen

Schmecken

Sehen

Im Gehirn übernehmen
unterschiedliche Bereiche
bestimmte Aufgaben.

Die wichtigsten Teile
unseres Gehirns:
1. Großhirn
2. Kleinhirn
3. Hirnstamm

Ein Wunderwerk

Unser Gehirn wiegt zwischen 1245
und 1375 Gramm und enthält
Milliarden von Nervenzellen. Zum
Schutz ist es von der Hirnhaut
und dem Schädelknochen umgeben.
Die wichtigsten Teile des Gehirns
sind Großhirn, Kleinhirn und Hirnstamm. Sie erfüllen unterschiedliche Aufgaben. Damit das Gehirn
reibungslos funktioniert, muss
es ständig mit Blut versorgt werden.

Aufgabenteilung

Im Großhirn, dem größten Teil
unseres Gehirns, sitzen unser
Verstand, unsere Gefühle und das
bewusste Handeln. Einzelne Bereiche des Großhirns haben spezielle

Aufgaben, zum Beispiel Sprechen,
Hören oder Schmecken. Das Klein-
hirn sorgt dafür, dass Muskeln,
Haltung und Gleichgewicht funk-
tionieren. Der Hirnstamm, die
Verbindung zwischen Gehirn und
Rückenmark, steuert unbewusste
Vorgänge wie Herz, Atmung,
Schlafen und Hunger.

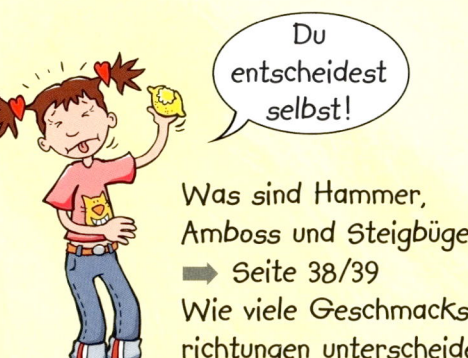

Du
entscheidest
selbst!

Was sind Hammer,
Amboss und Steigbügel?
➡ Seite 38/39
Wie viele Geschmacks-
richtungen unterscheiden
wir? ➡ Seite 42/43

Lies mal weiter!
Seite 36, 38, 40
www.expedition.wissen.de

Reflexe

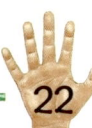
Haut, Haare und Nägel

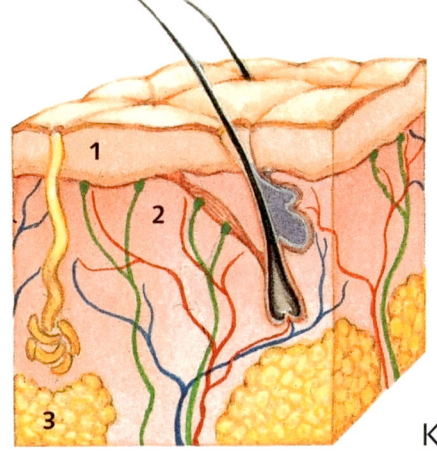
Unsere Haut besteht aus Oberhaut (1), Lederhaut (2) und Unterhaut (3).

Die Haut ist unser größtes Organ und bedeckt den Körper wie eine elastische Hülle.

Viele Aufgaben

Sie schützt den Körper vor Kälte und Wärme, vor Krankheitserregern und Verletzungen. Auch das Tasten und Fühlen wird über die Haut gesteuert. Die Haut ist sehr wichtig für die Regulierung der Körpertemperatur: Ist uns heiß, sondert sie Schweiß ab, wenn wir frieren, bekommen wir eine Gänsehaut. Unsere Haut ist unterschiedlich dick: Am dünnsten ist sie auf den Augenlidern, am dicksten an den Fußsohlen. Dort, wo sie besonders dünn ist, ist die Haut auch sehr empfindlich, umgekehrt an den dickeren Stellen.

Bei Gänsehaut stellen sich die Härchen auf, um so warme Luft festzuhalten.

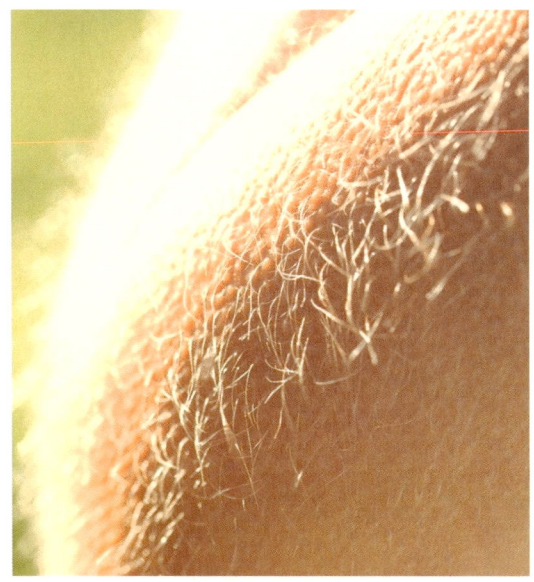

Knack den Code!

4. Durch welchen Stoff, wird unsere Haut dunkler?

(3. Buchstabe)

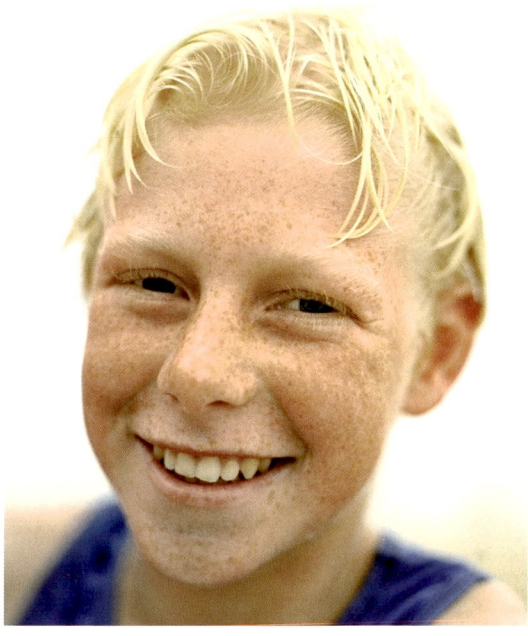
Menschen mit heller Haut haben oft Sommersprossen. Die Haut stellt hier zu viel Melanin her.

Unterschiedliche Hautfarben

Manche Menschen haben eine helle Haut, andere eine dunkle. Das hängt zum einen davon ab, welche Hautfarbe die Eltern haben, hat aber auch damit zu tun, wo man lebt. In südlichen Ländern haben die Menschen eine dunklere Haut als im Norden. Zum Schutz vor der Sonne stellt die Haut einen bestimmten Stoff her, Melanin, dadurch wird sie dunkler.

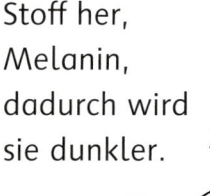
Na, dir ist wohl heiß?

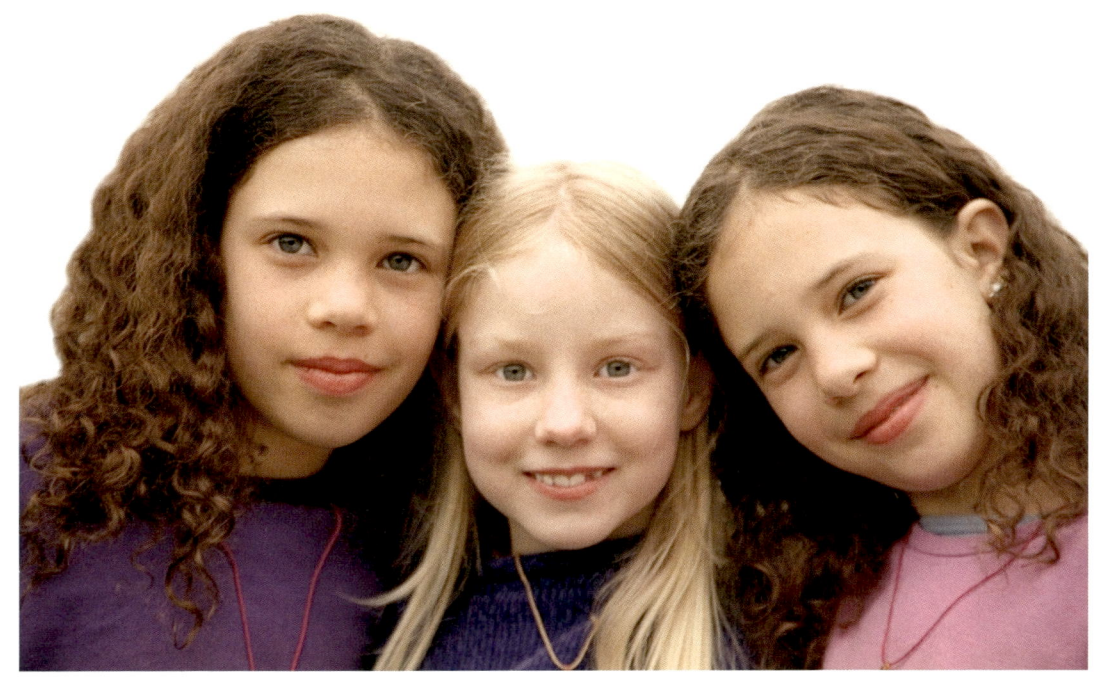

Unsere Haare wachsen in einem sogenannten Haarbalg: Ist er rund, sind sie glatt, ist er oval, sind sie lockig.

Haare an Kopf und Körper

Die ersten Menschen waren am ganzen Körper dicht behaart. Als es den Menschen gelang, Feuer zu machen und wärmende Kleidung herzustellen, nahm die Körperbehaarung nach und nach ab. Heute haben wir am Körper nur noch einen feinen Haarflaum, lediglich unter den Achseln und an den Geschlechtsorganen wachsen die Haare dichter. Die Handflächen, Fußsohlen und Lippen sind ganz unbehaart. Das Kopfhaar ist dagegen sehr dicht. Es wächst unser ganzes Leben lang – insgesamt 950 Kilometer! Die Haare schützen unseren Kopf auch vor starker Sonneneinstrahlung und Kälte.

Unsere Nägel schützen die Oberfläche der empfindlichen Finger- und Zehenspitzen.

Finger- und Zehennägel

Unsere Nägel sind harte Hornplatten an den Enden von Fingern und Zehen. Auch sie wachsen unser ganzes Leben lang – die Fingernägel allerdings schneller als die Zehennägel. Die Nagelwurzel liegt unter der Haut.

Kaum zu glauben

Die längsten Haare der Welt trägt keine Frau, sondern ein Mann: Sie sind 5,15 Meter lang!

Lies mal weiter!
Seite 44, 60, 66

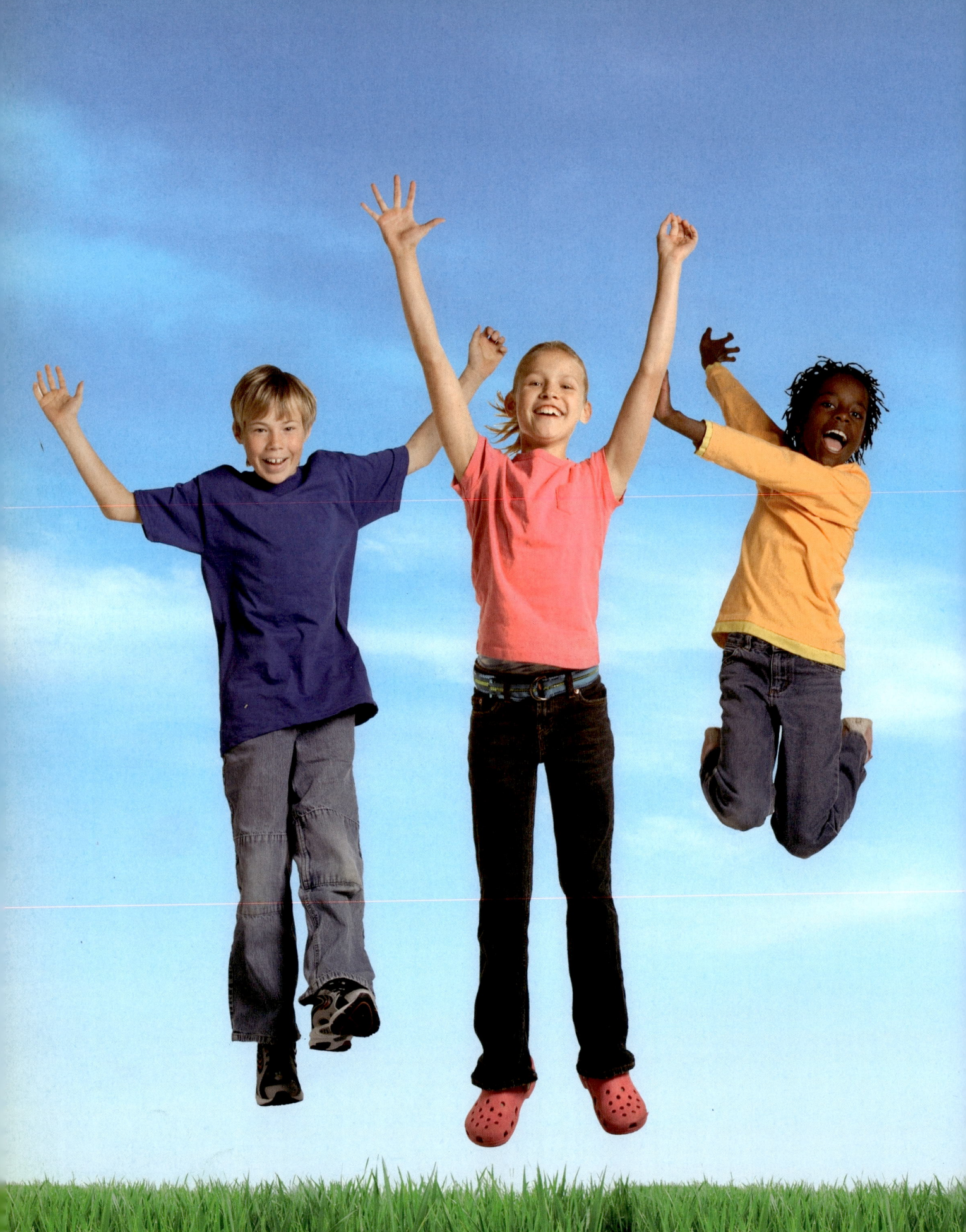

Die Systeme des Körpers

Damit unser Körper richtig arbeitet, braucht er seine
Organsysteme. Das Herz ist der Motor unseres Körpers:
Es pumpt unermüdlich das lebensnotwendige
Blut durch die Adern. Ebenso wichtig
sind das Atmungssystem und das
Verdauungssystem: Sie sorgen dafür,
dass wir genug Luft bekommen und
unsere Nahrung gut verarbeitet wird.

Herz und Blutkreislauf

Das Herz ist ein Hohlmuskel. Es arbeitet automatisch und pumpt ununterbrochen Blut in alle Körperteile. Unser Herz wiegt zwischen 250 und 300 Gramm und ist etwa faustgroß. Es liegt vorne links im Brustraum und ist keineswegs herzförmig, sondern eher rund.

Wie eine Pumpe

Das Herz arbeitet ähnlich wie eine Pumpe: Es zieht sich zusammen und pumpt dabei Blut in den Körper, dann entspannt es sich wieder und neues Blut kann einströmen. Dabei versorgt es jede noch so kleine Zelle mit Blut. Ein Erwachsener hat etwa fünf bis sechs Liter Blut. Die Blutmenge, die zu bestimmten Organen transportiert wird, kann vom Körper reguliert werden.

Nach dem Essen zum Beispiel wird das Blut vor allem in den Verdauungsorganen benötigt, wenn wir lernen im Gehirn und beim Sport in unseren Muskeln. Die Arterien können sich dafür weiten oder verengen.

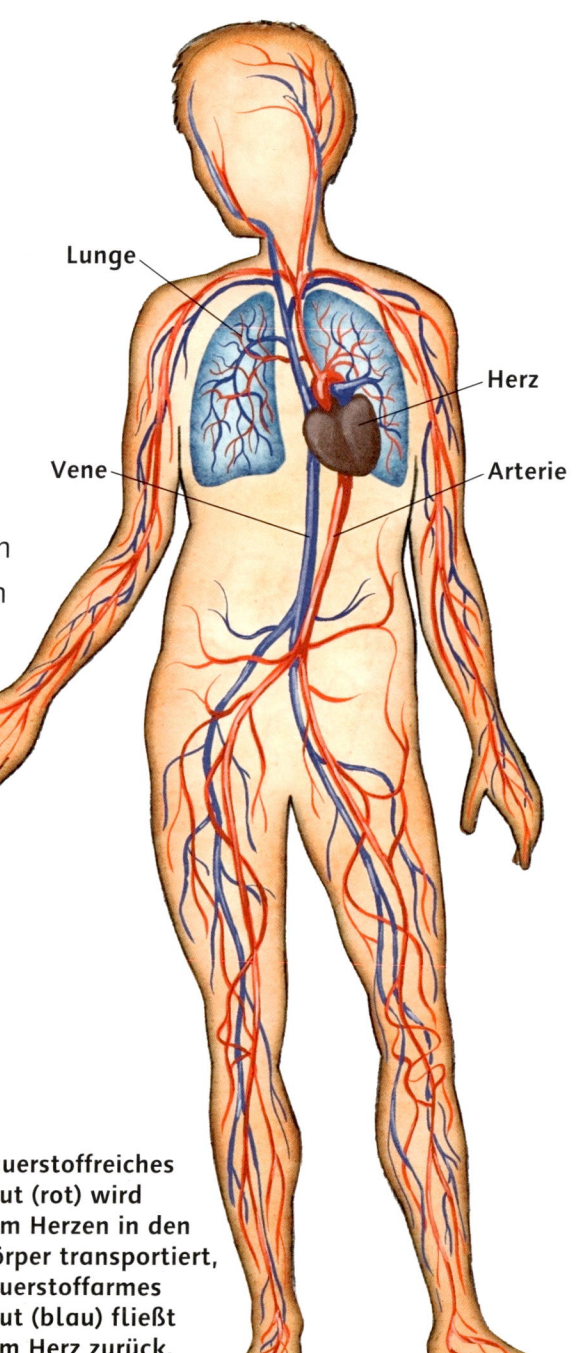

Lunge

Herz

Vene

Arterie

Sauerstoffreiches Blut (rot) wird vom Herzen in den Körper transportiert, sauerstoffarmes Blut (blau) fließt zum Herz zurück.

Herz unter Strom

Frau Dr. Fröhlich, stimmt es eigentlich, dass unser Herz Strom erzeugt?
Naja, sozusagen. Die Herzzellen erzeugen eigene elektrische Impulse. Dadurch zieht sich der Herzmuskel zusammen.
Kann man diese elektrischen Impulse auch messen?
Ja, mit einem sogenannten Elektrokardiogramm, kurz EKG. Daran kann man zum Beispiel die Anzahl der Herzschläge und ihren Rhythmus ablesen. So lassen sich verschiedene Herzerkrankungen wie Herzrhythmusstörungen oder ein Herzinfakt erkennen.
Aha, das ist ja sehr interessant! Vielen Dank, Frau Dr. Fröhlich.

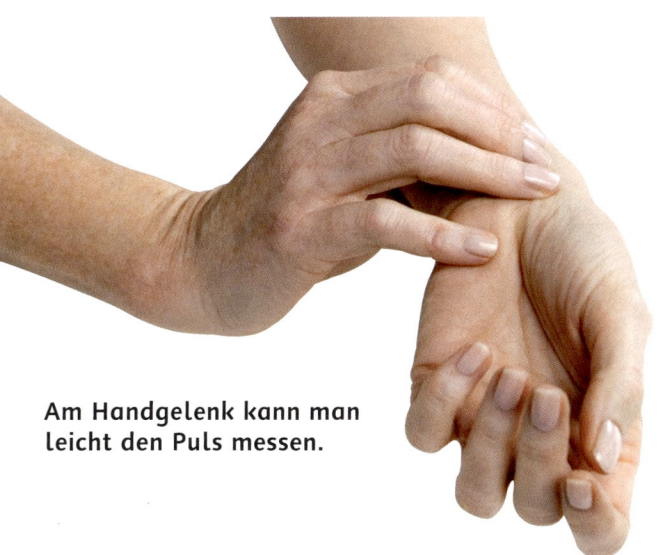

Am Handgelenk kann man leicht den Puls messen.

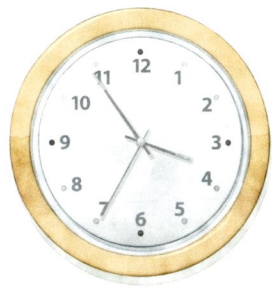

Kaum zu glauben

Das Herz schlägt etwa 70 Mal pro Minute. Das sind 100 000 Mal pro Tag!

Die Herzkammern

Das Herz wird von der Herzscheidewand in die linke und rechte Herzkammer geteilt. Vier Herzklappen sorgen dafür, dass das Blut aus den Herzkammern jeweils nur in eine Richtung fließen kann.

Der Blutkreislauf

Die linke Herzkammer pumpt das sauerstoffreiche Blut über die Hauptschlagader, die Aorta, in alle Körperteile und Organe. Das verbrauchte sauerstoffarme Blut wird über die Venen zum Herzen hin, in die rechte Herzkammer transportiert. Von dort wird es über Arterien in die Lungen gepumpt, wo es mit Sauerstoff angereichert wird. Dann fließt das Blut wieder zum Herzen hin, in die linke Herzkammer und der Kreislauf beginnt von vorn. Diese Reise des Blutes durch den Körper nennt man den Blutkreislauf.

Unser Herzschlag

Wenn du deine Hand auf die linke Seite deiner Brust legst, kannst du deinen Herzschlag spüren. Wie oft das Herz schlägt, hängt davon ab, wie alt der Mensch ist, ob er sich anstrengt oder zum Beispiel aufgeregt ist. Unseren Puls, also wie oft unser Herz schlägt, können wir ganz leicht zum Beispiel am Handgelenk fühlen. Dort verläuft nämlich eine Arterie dicht unter der Haut.

Du entscheidest selbst!

Wie viele Muskeln haben wir? ➡ Seite 18/19
Welche Blutgruppen gibt es? ➡ Seite 28/29

Anzahl der Herzschläge pro Minute
▶ Bei einem Neugeborenen: ca. 140
▶ Bei einem Schulkind: ca. 90
▶ Bei Frauen: ca. 78
▶ Bei Männern: ca. 70
▶ Bei einem Sportler: ca. 50

Lies mal weiter!
Seite 28, 32, 62
www.expedition.wissen.de

Puls

Das Blut

Blut ist das wichtigste Transportmittel unseres Körpers. Alle Organe und Gewebe benötigen ausreichend frisches Blut.

Aufgaben des Blutes

Das Blut befördert den für uns lebensnotwendigen Sauerstoff und verschiedene Nährstoffe zu den Körperzellen und es transportiert Wasser, Mineralsalze und Hormone. Außerdem bringt es die Abfallstoffe aus den Zellen zu Nieren und Leber. Das Blut sorgt aber auch dafür, dass unsere Körpertemperatur immer konstant bleibt. Es enthält einen wichtigen Teil unseres Abwehrsystems und ist dafür zuständig, dass sich Wunden wieder schließen.

> **Häufigkeit der Blutgruppen in der Bevölkerung (Durchschnitt)**
> ► Blutgruppe A: 43 %
> ► Blutgruppe 0: 41 %
> ► Blutgruppe B: 11 %
> ► Blutgruppe AB: 5 %

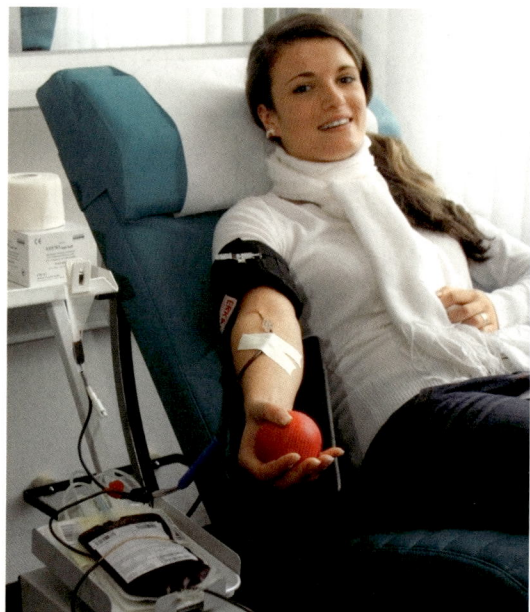

Blutspenden sind wichtig: Das Blut kann anderen Menschen das Leben retten.

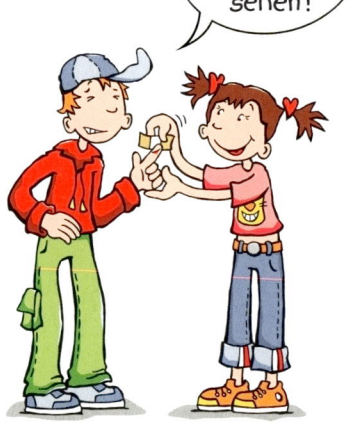

Die Blutgruppen

Es gibt vier verschiedene Blutgruppen: A, B, AB und 0 (Null). Bei Operationen kommt es manchmal vor, dass der Patient eine Bluttransfusion benötigt. Das heißt, er braucht fremdes Blut. Dabei müssen die Ärzte darauf achten, dass das Blut des Spenders zu der Blutgruppe des Empfängers passt.

Blutplättchen

Blutgefäß

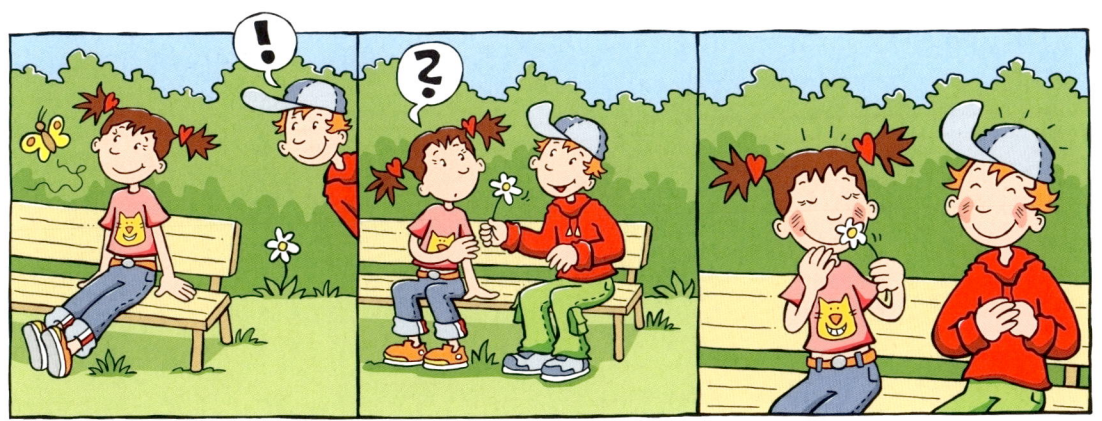

Wenn wir rot werden, erweitern sich unsere Blutgefäße.

Bestandteile des Blutes

Das Blut wird im Knochenmark gebildet. Es besteht aus dem gelblichen Blutplasma (Blutflüssigkeit), roten und weißen Blutkörperchen und den Blutplättchen. Die roten Blutkörperchen transportieren den Sauerstoff von der Lunge in die Körperzellen. Die weißen Blutkörperchen bekämpfen als Teil unseres Abwehrsystems Krankheitserreger und die Blutplättchen sorgen für die Blutgerinnung.

Wunden heilen

Die Blutgerinnung ist für uns eine lebenswichtige Funktion. Ohne sie würden wir an den kleinsten Wunden verbluten. Wenn man sich zum Beispiel geschnitten hat, tritt Blut aus der Wunde aus. Nach kurzer Zeit bildet sich ein feines Netz, in dem sich Blutplättchen und rote Blutkörperchen verfangen. Das Blut wird fest, es gerinnt und die Blutung hört auf. Es entsteht Schorf, der abfällt, wenn sich darunter neue Haut gebildet hat.

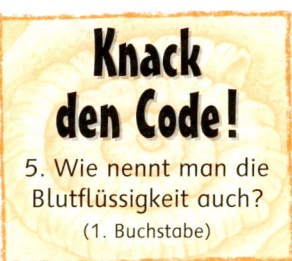

Knack den Code!
5. Wie nennt man die Blutflüssigkeit auch?
(1. Buchstabe)

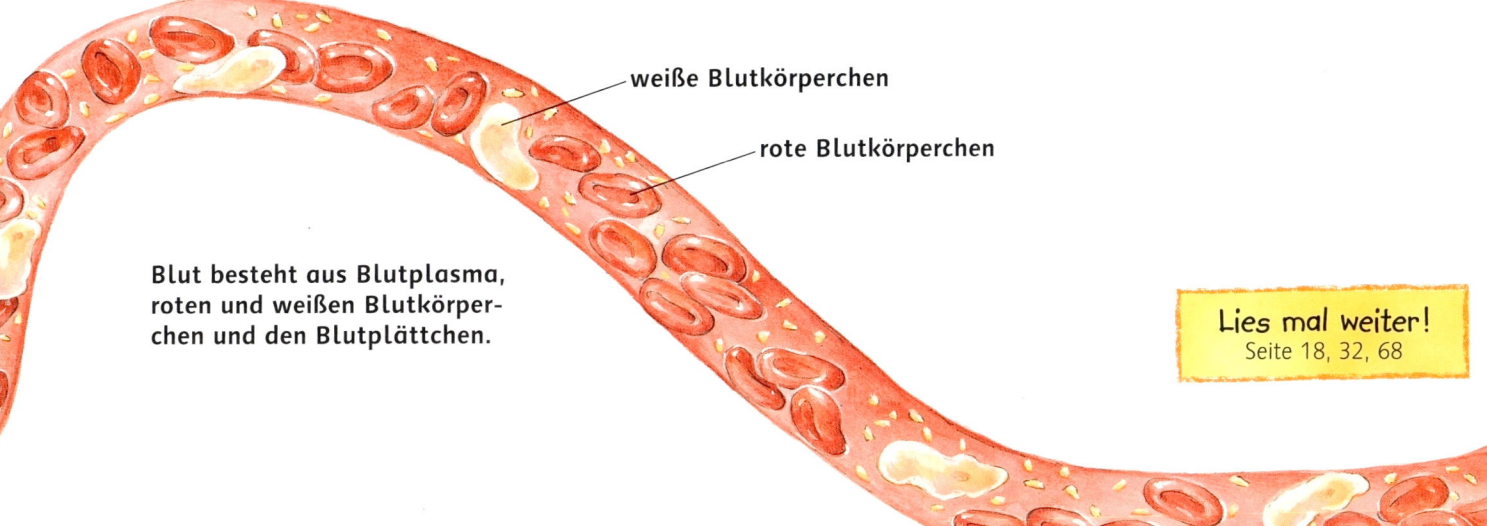

weiße Blutkörperchen

rote Blutkörperchen

Blut besteht aus Blutplasma, roten und weißen Blutkörperchen und den Blutplättchen.

Lies mal weiter!
Seite 18, 32, 68

Lunge und Atmung

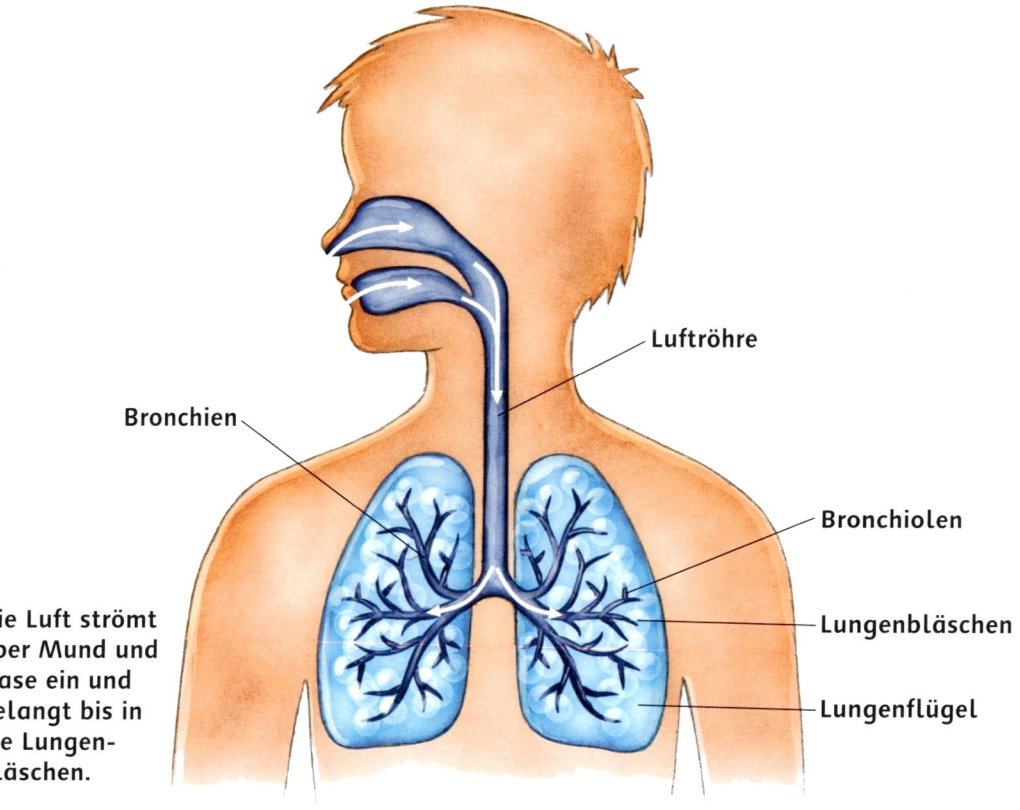

Luftröhre

Bronchien

Bronchiolen

Lungenbläschen

Lungenflügel

Die Luft strömt über Mund und Nase ein und gelangt bis in die Lungenbläschen.

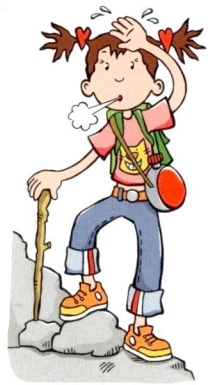

Puh, da kommt man ganz schön aus der Puste!

Unsere beiden Lungenflügel sind weiche, schwammartige Organe, die im Brustraum liegen. Durch die Rippen werden sie gut geschützt. Sie bestehen aus Millionen winziger Gefäße und Bläschen. Die Lungenflügel und das Herz füllen den größten Teil des Brustraums aus.

Wie wir atmen

Wenn wir einatmen, senkt sich das Zwerchfell, das Brust- und Bauchraum voneinander trennt, und der Brustkorb hebt sich. Nase und Mund saugen die Luft an, dadurch gelangt sie über die Luftröhre, die Bronchien und die Bronchiolen bis in die Lungenbläschen. Auf dem Weg dorthin wird die Luft befeuchtet, erwärmt und gereinigt. Erst danach geben die Lungenbläschen den Sauerstoff aus der Luft an das Blut ab. Die roten Blutkörperchen befördern den Sauerstoff zu unseren Organen. Gleichzeitig gibt das Blut über die Lungen ein Abfallprodukt, das Gas Kohlendioxid, an die Atemluft ab. Unsere Atmung ist lebensnotwendig.

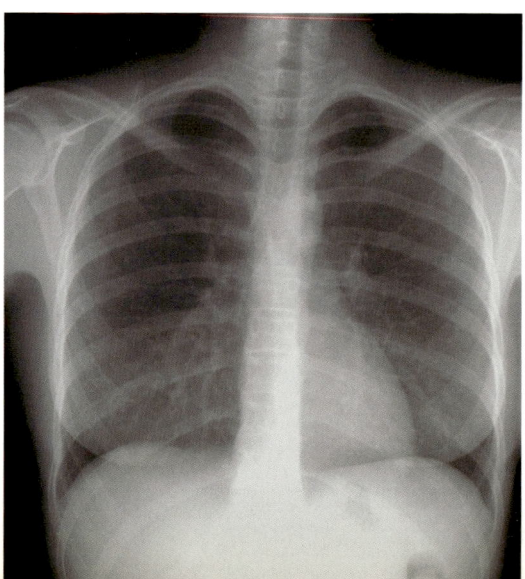

Beim Röntgen sieht man die Lungenflügel als große dunkle Schatten.

Was beim Sprechen passiert

Am Eingang der Luftröhre befindet sich der Kehlkopf mit den Stimmbändern. Wenn Luft zwischen den Stimmbändern hindurchströmt, beginnen sie zu schwingen und erzeugen Geräusche – unsere Stimme. Mund, Lippen, Zunge und Kiefer formen daraus dann verschiedene Laute. Wenn die Stimmbänder straff gespannt sind, entstehen hohe, wenn sie schlaffer sind, entstehen tiefe Töne.

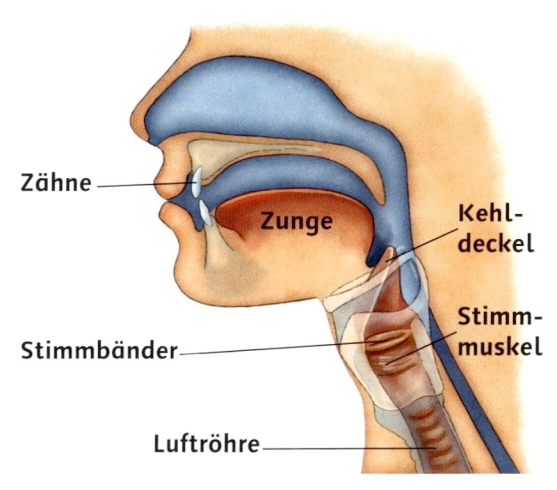

Zähne

Zunge

Kehl-
deckel

Stimmbänder

Stimm-
muskel

Luftröhre

Der Kehlkopf ist das Organ zur Stimmbildung.

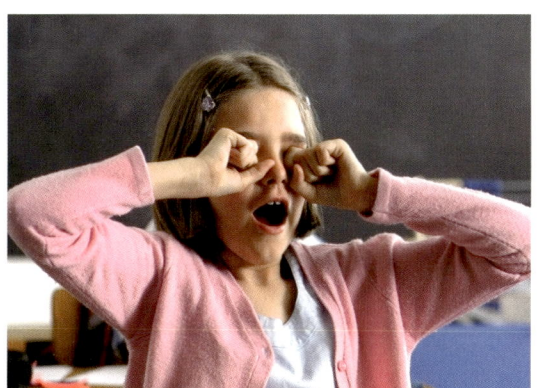

Weltrekord im Schluckauf!

1. Mai 1991. Der Amerikaner Charles Osborne hatte 68 Jahre lang ununterbrochen Schluckauf – damit hält er den Weltrekord!

Mit 18 Jahren fing sein Schluckauf plötzlich an und hörte scheinbar grundlos 68 Jahre später wieder auf. Anfangs „hickste" Osborne 40-mal pro Minute, später nur noch halb so oft. Ein Jahr, nachdem der Schluckauf endete, verstarb er im Alter von 87 Jahren.

Husten und Niesen

Beim Husten erzeugen wir im Körper eine kleine Explosion. Wir stoßen heftig Luft aus, um die Atemwege zu reinigen. Unsere Lunge möchte Schmutzteilchen oder Krankheitserreger loswerden, die wir beim Einatmen aufgenommen haben. Das Husten ist also eine Art Schutzreflex unseres Körpers. Beim Niesen ist es ganz ähnlich. Unsere Nase stößt dabei kleine Fremdkörper aus, die sich beim Einatmen an den kleinen Härchen in der Nase verfangen haben. Die stoßartig ausgeatmete Luft kann bis zu 160 Kilometer pro Stunde schnell sein.

Wir gähnen vor allem nach dem Aufwachen und wenn wir müde sind.

Wie funktionieren unsere Pupillen? ➡ Seite 36/37
Träumen wir die ganze Nacht? ➡ Seite 64/65

Du entscheidest selbst!

Lies mal weiter!
Seite 14, 18, 40
www.expedition.wissen.de

Zwerchfell

Die Verdauung

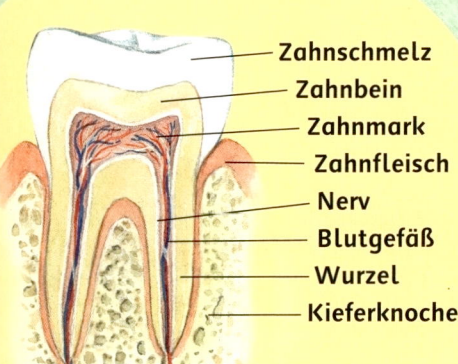

Von einem Zahn sieht man nur die Zahnkrone aus Zahnschmelz.

Labels:
- Zahnschmelz
- Zahnbein
- Zahnmark
- Zahnfleisch
- Nerv
- Blutgefäß
- Wurzel
- Kieferknochen

Bei der Verdauung wird die Nahrung in ihre Bestandteile zerlegt. Sie beginnt im Mund: Die Zähne zerkleinern die Nahrung, die dann mit Speichel vermischt wird.

Unsere Zähne

Ein Baby hat noch keine Zähne, sie sind aber bereits im Zahnfleisch angelegt. Mit sechs bis neun Monaten wachsen die ersten Milchzähne. Mit etwa sechs Jahren beginnen die Milchzähne auszufallen und werden nach und nach durch die „Erwachsenenzähne" ersetzt. Ein Erwachsener hat 28 Zähne und bis zu vier Weisheitszähne.

Ablauf der Verdauung

Nachdem die Nahrung im Mund zerkleinert wurde, wird der Nahrungsbrei geschluckt und gelangt über die Speiseröhre in den Magen. Die Muskeln im Magen durchmischen den Speisebrei. Von dort wird er weiter in den Dünndarm transportiert, wo die Nährstoffe ins Blut abgegeben werden. Der unverdauliche Rest wandert in den Dickdarm und verlässt unseren Körper als Kot durch den After. Bakterien im Dickdarm helfen bei der Verdauung.

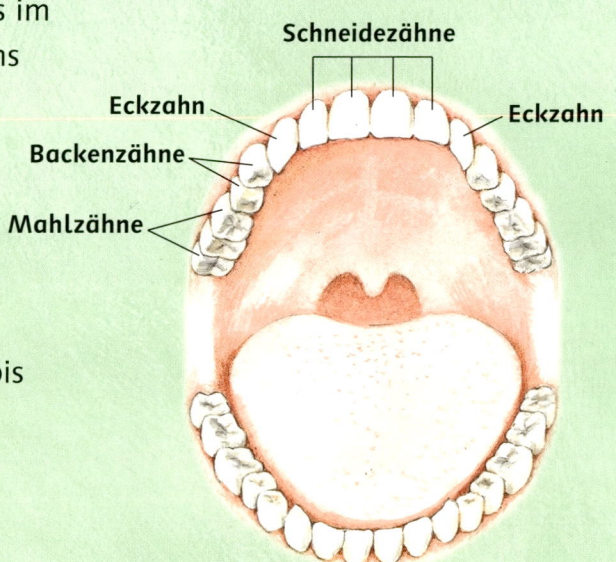

Unser Gebiss besteht aus Schneide-, Eck- und Backenzähnen.

Labels:
- Schneidezähne
- Eckzahn
- Eckzahn
- Backenzähne
- Mahlzähne

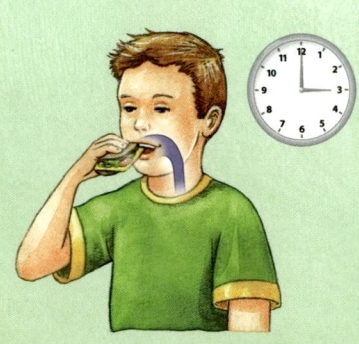

Im Mund wird die Nahrung zerkleinert und mit Speichel vermischt.

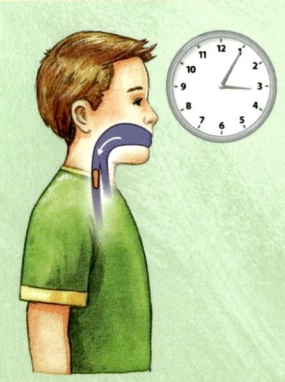

Der Nahrungsbrei wird geschluckt und über die Speiseröhre in den Magen transportiert.

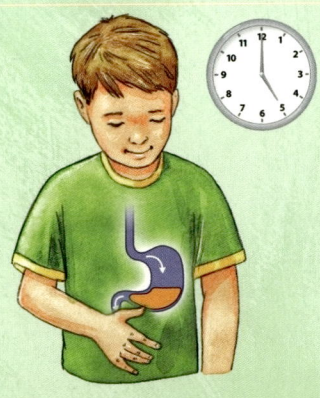

Im Magen bleibt die Nahrung ein bis drei Stunden und wird durchmischt.

Leber und Niere

Im Körper entstehen ständig Abfallstoffe, die er ausscheiden muss, damit wir gesund bleiben. Dafür sind Leber und Nieren zuständig. Die Leber entgiftet das Blut und erzeugt Gallenflüssigkeit für die Fettverdauung. Die Nieren filtern die Giftstoffe aus dem Blut. Zusammen mit Wasser und Abfallprodukten aus der Verdauung entsteht Urin. Von den Nieren gelangt dieser in die Blase und wird ausgeschieden.

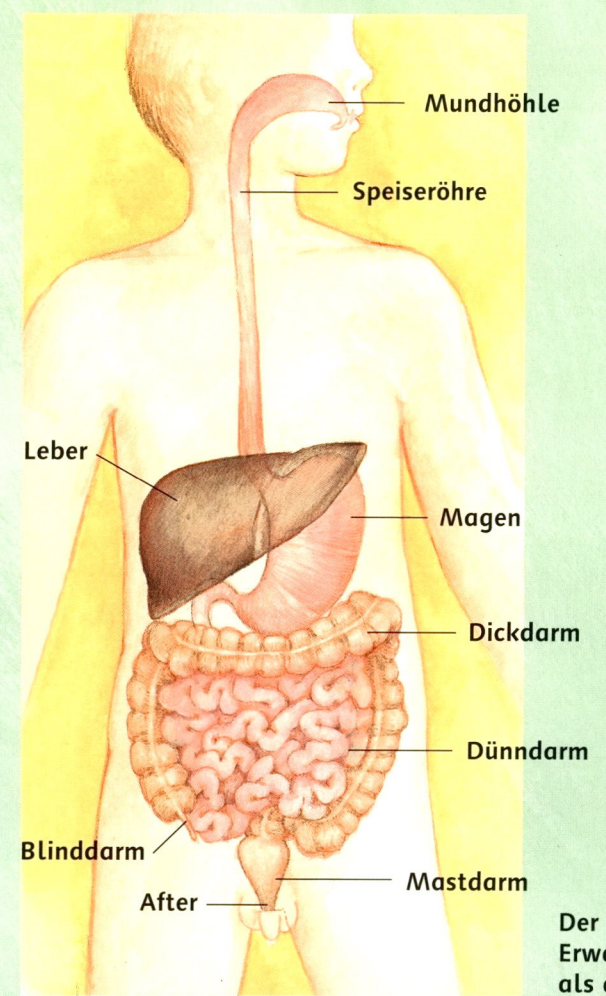

- Mundhöhle
- Speiseröhre
- Leber
- Magen
- Dickdarm
- Dünndarm
- Blinddarm
- Mastdarm
- After

Der Darm eines Erwachsenen ist mehr als acht Meter lang.

Du entscheidest selbst!

Aus welchen Organsystemen besteht unser Körper?
➡ Seite 14/15
Wie putze ich richtig Zähne? ➡ Seite 66/67

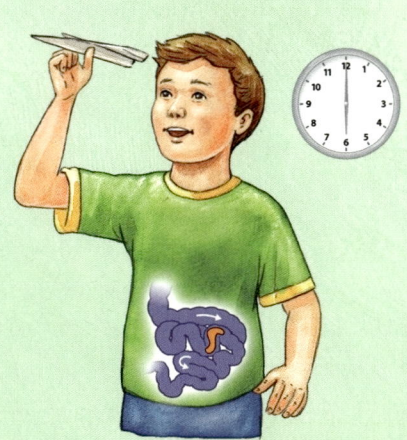

Im Dünndarm werden die Nährstoffe aufgespalten und gelangen ins Blut.

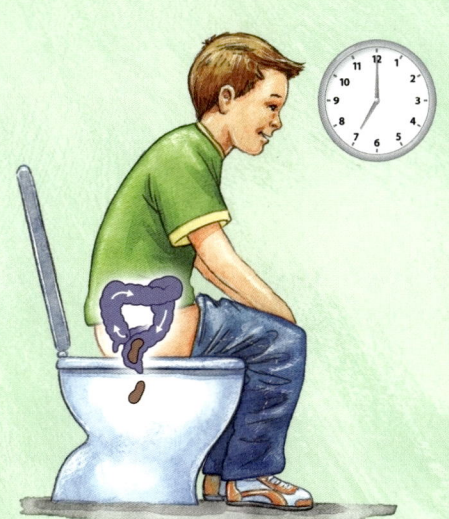

Unverdaute Nahrung gelangt vom Dickdarm in den Mastdarm und wird dann ausgeschieden.

Lies mal weiter!
Seite 42, 60, 67
www.expedition.wissen.de

Blinddarm

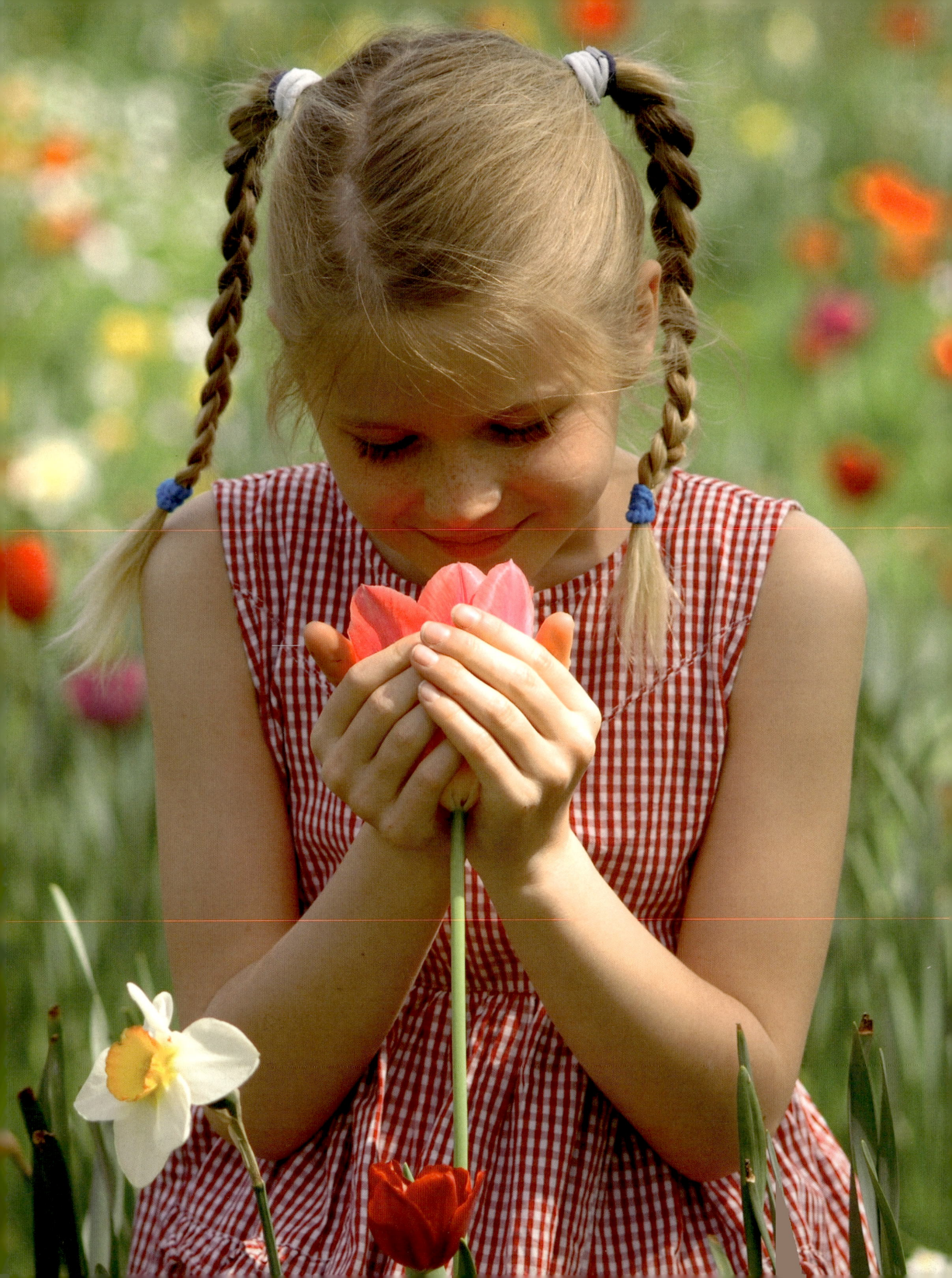

Unsere Sinne

Ob wir scharf sehen oder gut hören können, eine feine Nase oder ausgeprägte Geschmacksnerven haben, hängt von unseren Sinnesorganen ab. Augen, Ohren, Nase, Zunge und Haut reagieren auf alle Reize um uns herum. Durch sie können wir sehen, hören, riechen, schmecken und fühlen. Alle Informationen, die unsere Sinne wahrnehmen, geben sie an das Gehirn weiter.

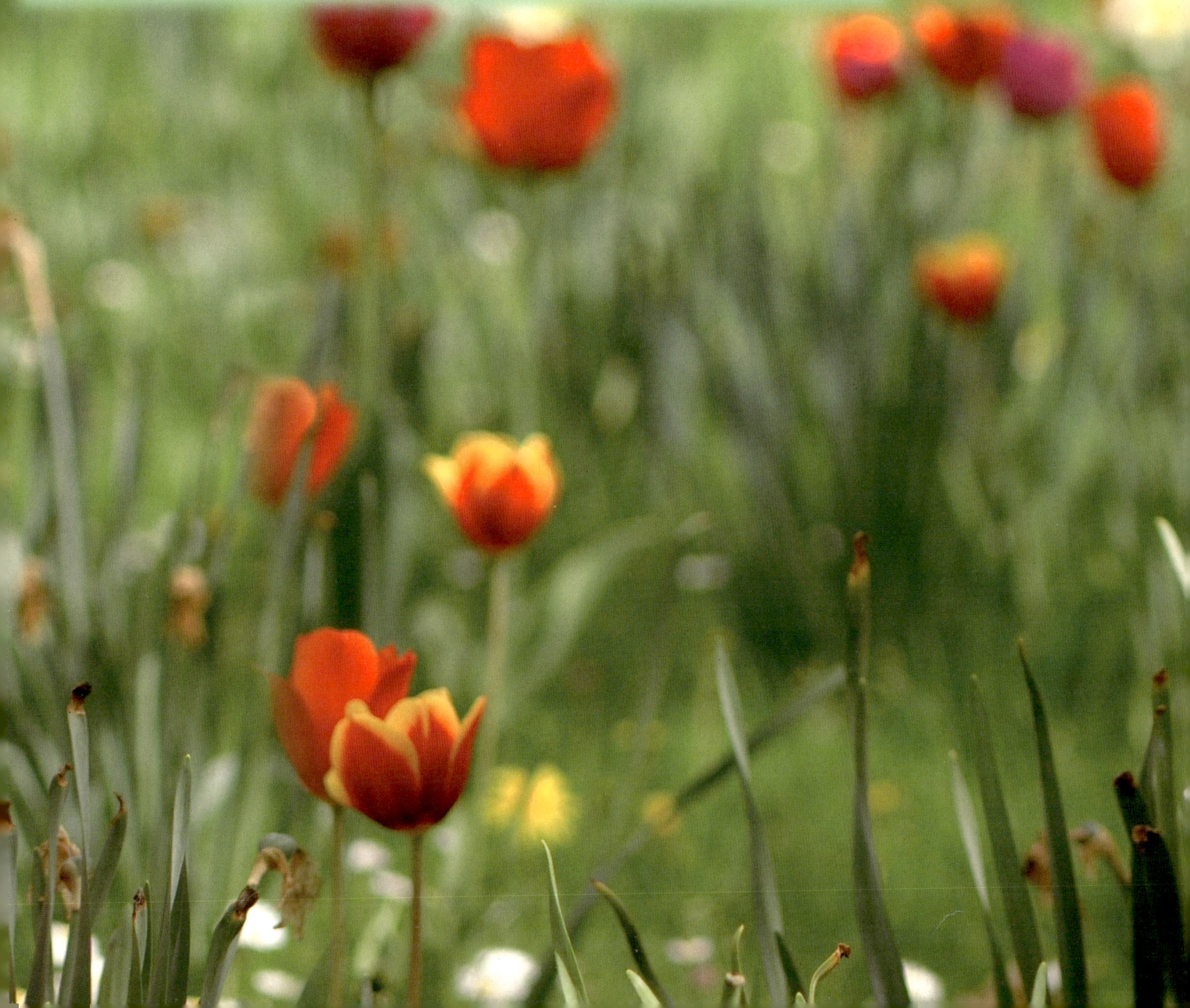

Sehen

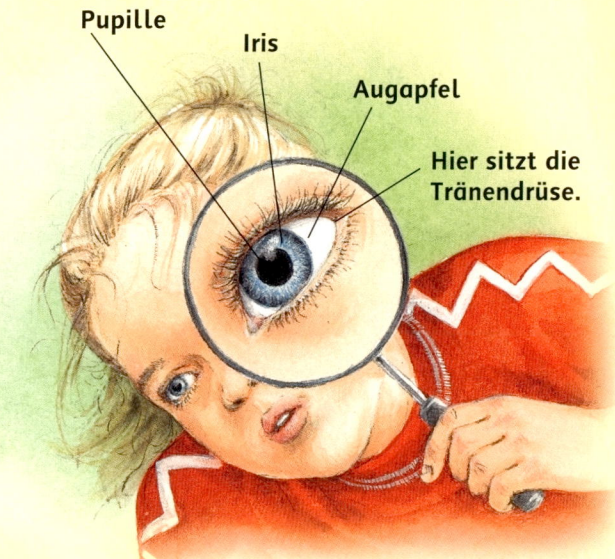

Pupille

Iris

Augapfel

Hier sitzt die
Tränendrüse.

Wimpern und
Augenlid schützen
das empfindliche
Auge.

Die Augen zählen neben den Ohren
zu den für uns Menschen wichtigsten
Sinnesorganen. Wenn Licht durch
die Pupillen fällt, wird es von der
Hornhaut und der Linse im Auge
gebrochen. Dadurch entsteht auf der
Netzhaut ein verkleinertes und auf
dem Kopf stehendes Bild dessen,
was wir sehen. Unzählige Sehzellen
geben die Informationen über
dieses Bild an unser Gehirn weiter.
Dort werden sie
wieder richtig
zusammen-
gefügt.

Und du
kannst
im Dunkeln
sehen?

Gut geschützt

Das Innere des Auges, der Augapfel, liegt in der knöchernen
Augenhöhle. Das Augenlid mit
den Wimpern schützt das Auge. Die
Pupille ist von der Iris oder Regenbogenhaut umgeben. Sie verleiht
jedem Menschen seine Augenfarbe.
Die Bindehaut und die Hornhaut
bilden die äußerste Schicht des Auges.

Kaum zu glauben

Katzen können
ihre Pupillen
um ein Sechsfaches
vergrößern!

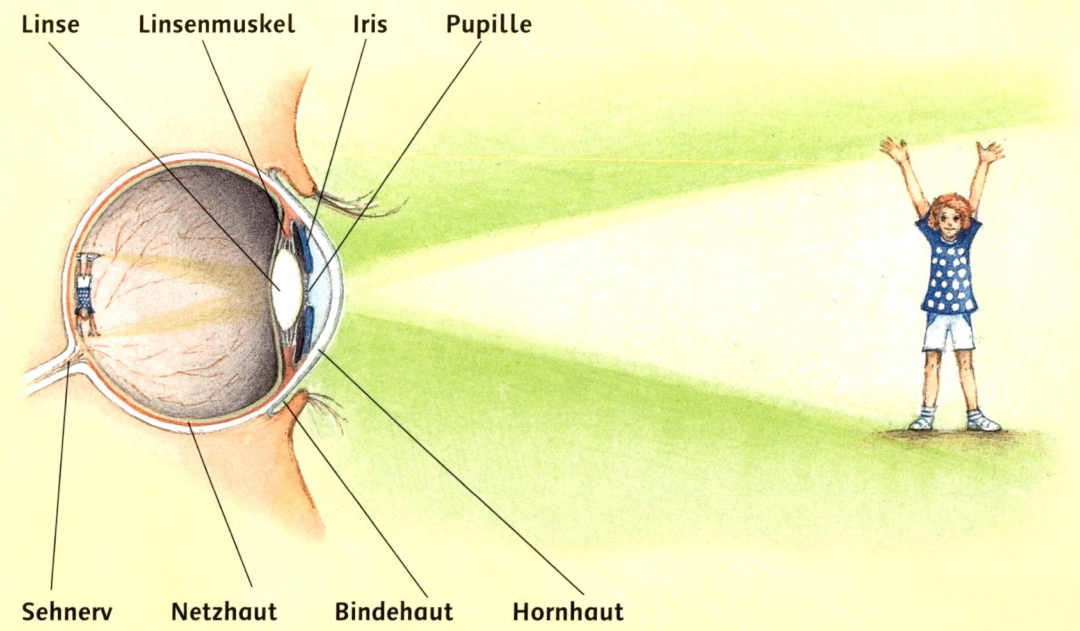

Linse   Linsenmuskel   Iris   Pupille

Die auf das Auge
treffenden Lichtstrahlen
werden von Hornhaut
und Linse gebrochen.

Sehnerv   Netzhaut   Bindehaut   Hornhaut

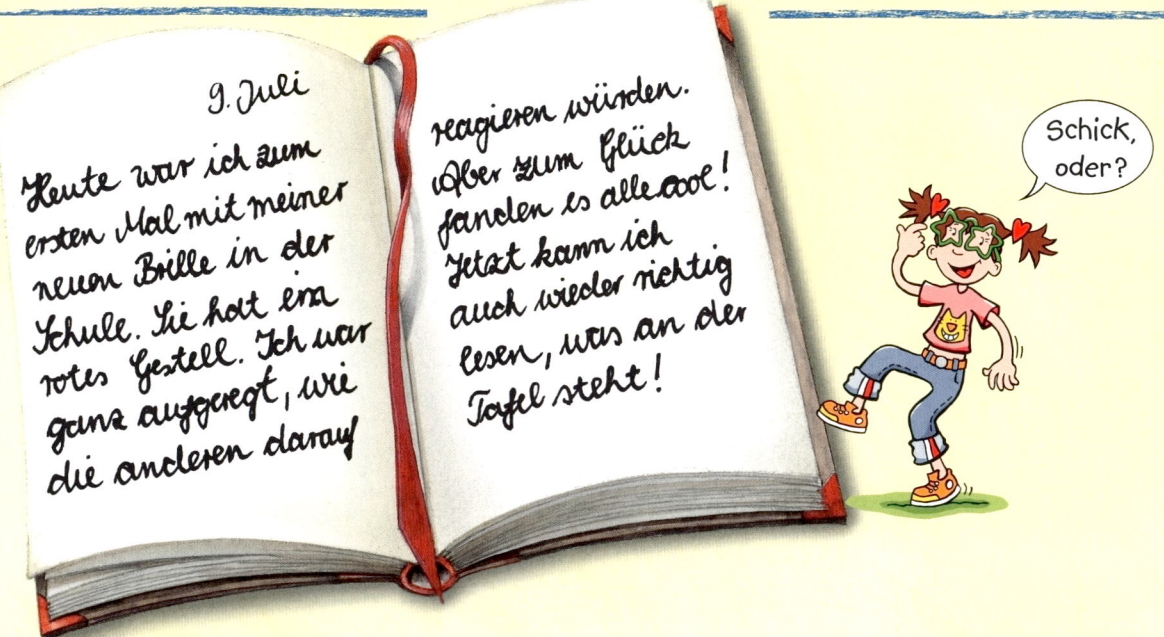

9. Juli

Heute war ich zum ersten Mal mit meiner neuen Brille in der Schule. Sie hat ein rotes Gestell. Ich war ganz aufgeregt, wie die anderen darauf reagieren würden. Aber zum Glück fanden es alle cool! Jetzt kann ich auch wieder richtig lesen, was an der Tafel steht!

Schick, oder?

Was unsere Augen können

Unsere Augen nehmen Licht und Farben wahr. Das Gehirn kann aus den Lichtreizen Bewegungen und Entfernungen ermitteln. Durch das Zusammenspiel unserer Augen sehen wir räumlich. Die Pupillen vergrößern oder verkleinern sich und steuern so den Lichteinfall auf die Linse. Sie ist für die Feineinstellung zuständig, je nachdem, ob wir in die Nähe oder Ferne sehen. Mithilfe des Linsenmuskels kann die Linse ihre Krümmung verändern, sodass wir alles scharf sehen.

Sehhilfen

Viele Menschen haben eine Sehschwäche und können Bilder in bestimmten Entfernungen nicht mehr scharf sehen. Bei Kurzsichtigkeit zum Beispiel ist der Augapfel zu lang. Das Bild ferner Gegenstände liegt dann vor der Netzhaut. Bei Weitsichtigkeit ist der Augapfel dagegen zu kurz, das Bild naher Gegenstände befindet sich hinter der Netzhaut. Mit einer Brille oder Kontaktlinsen, also künstlich hergestellten Linsen, können solche Sehfehler wieder ausgeglichen werden.

Knack den Code!

6. Wie nennt man die Regenbogenhaut noch?
(2. Buchstabe)

Bei Helligkeit verkleinern sich die Pupillen, im Dunkeln werden sie größer.

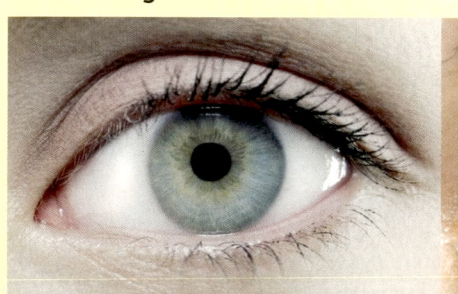

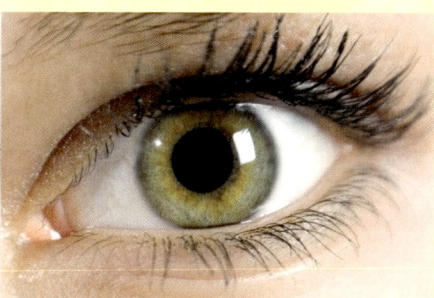

Lies mal weiter!
Seite 18, 20, 52
www.expedition.wissen.de
Farbenblind

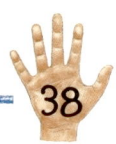
Hören

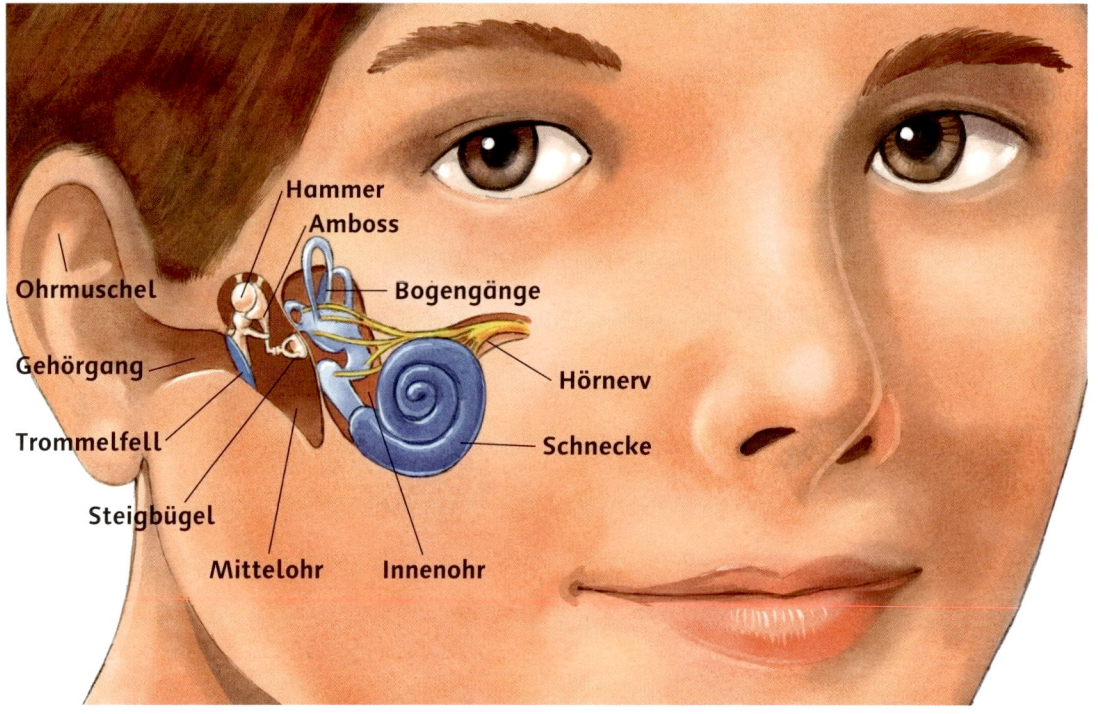

Hammer
Amboss
Ohrmuschel
Bogengänge
Gehörgang
Hörnerv
Trommelfell
Schnecke
Steigbügel
Mittelohr   Innenohr

Die Gehörknöchelchen Hammer, Amboss, Steigbügel sind die kleinsten Knochen in unserem Körper.

Von unseren Ohren ist nur der äußere Teil zu sehen: die Ohrmuscheln. Die Organe selbst, die wir zum Hören benötigen, liegen gut geschützt innerhalb des Schädelknochens. Alle Geräusche, die wir hören, sind Schwingungen der Luft, Schallwellen genannt. Die Ohrmuscheln fangen sie ein und leiten sie in den Gehörgang weiter.

Wie wir hören

Im Gehörgang erreichen die Schallwellen zunächst das Trommelfell und bringen es zum Schwingen. Hinter dem Trommelfell im Mittelohr liegen die Gehörknöchelchen Hammer, Amboss und Steigbügel. Sie übertragen die Bewegungen des Trommelfells weiter an das mit Flüssigkeit gefüllte Innenohr. Hier befinden sich in der Schnecke die Sinneszellen unseres Gehörs. Durch die Schwingungen entstehen in der Schnecke Wellen, die die Sinneszellen wahrnehmen. Sie wandeln die Wellen in elektrische Impulse um und leiten diese über den Hörnerv an unser Gehirn weiter. Unser Gehirn nimmt sie dann als Geräusche und Töne wahr – wir hören!

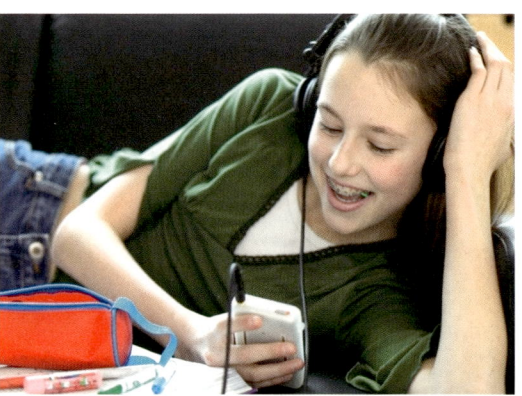

Regelmäßiger Lärm, auch zu laute Musik, schadet den Ohren.

Druckausgleich im Ohr

Dr. Fröhlich, warum bekommt man eigentlich Druck auf den Ohren, wenn man zum Beispiel im Flugzeug fliegt?

Ganz einfach! Der Luftdruck nimmt ab, je höher man kommt. Das Ohr kann den Druckverlust aber nicht so schnell ausgleichen. Dann wölbt sich das Trommelfell nach außen und verschließt das Ohr.

Und wie geht der Druck wieder weg?

Wenn man kräftig schluckt. Dafür ist die sogenannte Ohrtrompete verantwortlich. Das ist der Gang zum Rachen und belüftet das Innenohr. Das Ohr macht sozusagen einen Druckausgleich, indem die Ohrtrompete kurz geöffnet wird. Dann „ploppt" es kurz im Ohr.

Knack den Code!

7. Wie heißt der äußere Teil des Ohrs?
(5. Buchstabe)

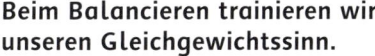
Beim Balancieren trainieren wir unseren Gleichgewichtssinn.

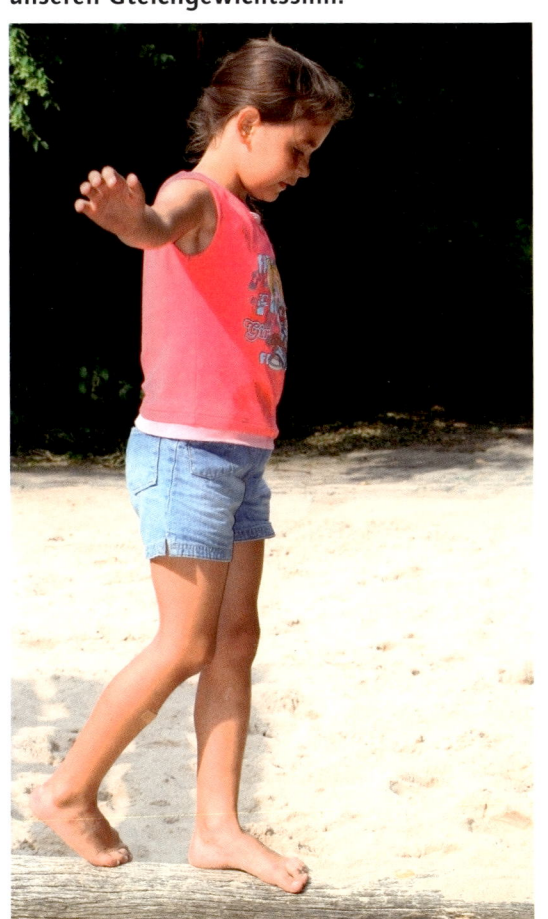

Der Gleichgewichtssinn

Im Innenohr befinden sich die drei sogenannten Bogengänge unseres Gleichgewichtssinns. Sie sind dafür verantwortlich, dass wir die Lage unseres Körpers in allen drei Richtungen des Raums wahrnehmen und kontrollieren können.

Übung macht den Meister

Wie schwierig es ist, das Gleichgewicht zu halten, sehen wir bei Babys: Erst nach und nach lernt ein Baby, sicher zu sitzen, dann zu krabbeln und später zu laufen. Wenn ein Kind größer wird, trainiert es im Spiel und beim Sport seinen Gleichgewichtssinn weiter.

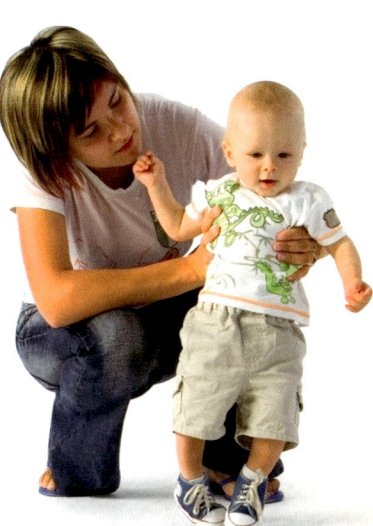
Unser Körper muss erst lernen, das Gleichgewicht zu halten.

Lies mal weiter!
Seite 16, 56, 66

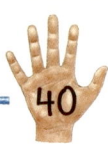

Riechen

Sinneszellen in der Nase reagieren auf Duftstoffe.

Riechnerven mit Sinneszellen

Nasenhöhle

Gaumen

Durch unsere Nase können wir atmen und riechen. Sie besteht aus der äußeren Nase mit dem Nasenbein und knorpeligem Gewebe sowie der Nasenhöhle. Eine dünne Wand teilt die Nasenhöhle in zwei Hälften. Sie ist von einer zarten Haut überzogen, die ständig Schleim absondert.

Bei Schnupfen können wir meist kaum noch etwas riechen.

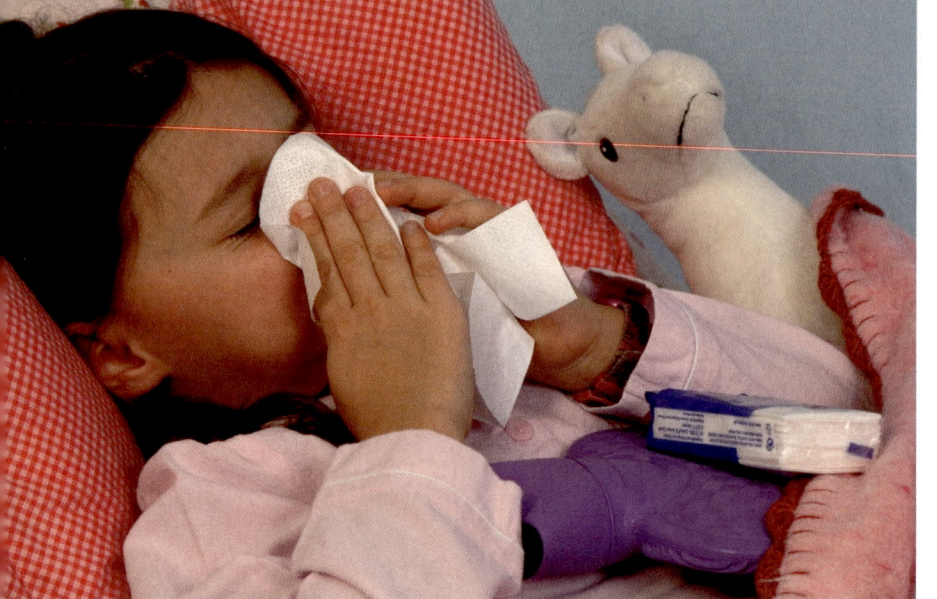

Atmen

Wir können die Luft durch Mund oder Nase einatmen. Beim Atmen durch die Nase wird die Luft in der Nasenhöhle erwärmt und gleichzeitig angefeuchtet und gereinigt. Dafür sorgen zahlreiche feine Härchen in der Nase, die Staub und andere Fremdkörper aus der Luft filtern. Über Rachen und Kehlkopf gelangt die Luft in die Luftröhre und in die Lungen.

Ältester Sinn

Der Geruchssinn ist der älteste unserer fünf Sinne und ist bei der Geburt schon vollständig ausgereift. Für die ersten Menschen war er überlebenswichtig, denn mit seiner Hilfe konnten sie Gefahren wie Feuer oder verdorbenes Essen rechtzeitig erkennen. Bestimmte Redewendungen zeigen, wie wir uns von unserer Nase leiten lassen, zum Beispiel, wenn wir sagen, dass wir jemanden „nicht riechen können" oder dass eine Sache „zum Himmel

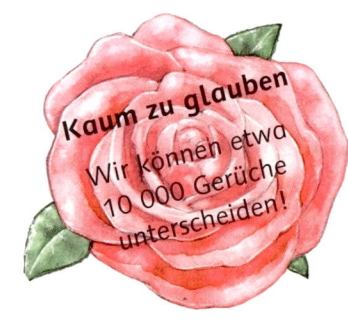

Kaum zu glauben
Wir können etwa 10 000 Gerüche unterscheiden!

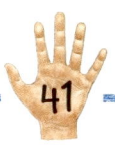

stinkt". Was unsere Nase wahrnimmt, wird direkt an das Gehirn weitergeleitet. Der Geruchssinn ist auch sehr eng mit unseren Gefühlen verknüpft. Wir erinnern uns zum Beispiel noch Jahre später an bestimmte Düfte und verbinden sie mit früheren Erlebnissen oder Orten.

So riechen wir

Beim Einatmen gelangen mit der Luft auch Duftstoffe in den Körper. Millionen von spezialisierten Riechzellen in der Nase reagieren auf diese Duftstoffe. Jede Riechzelle hat Sinneshärchen, die die Duftstoffe binden und die Zellen aktivieren. Diese senden dann elektrische Impulse an das Gehirn. Dann riechen wir bzw. denken wir: „Das riecht

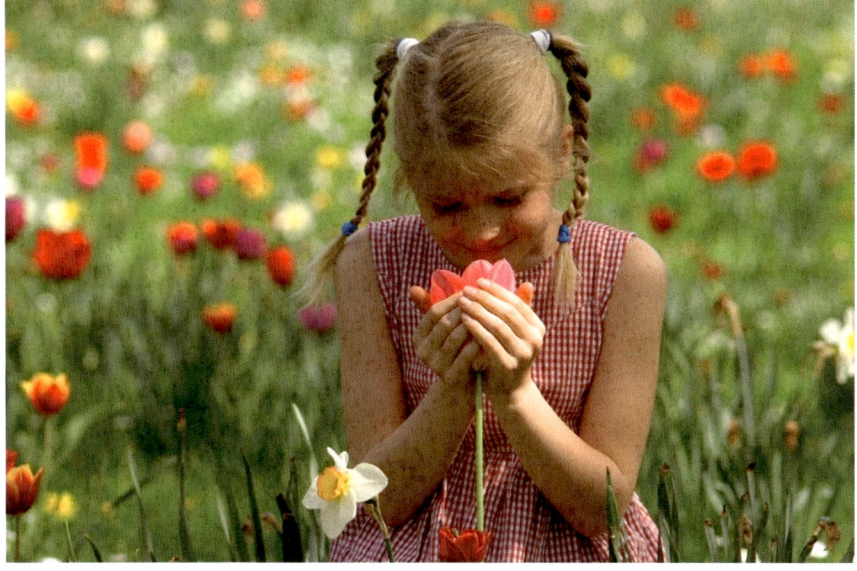

Den Duft von Blumen empfinden wir meist als angenehm.

gut oder das stinkt." Bestimmte Zellen sind dabei auf bestimmte Duftstoffe spezialisiert. Manche Gerüche empfinden wir als angenehm, andere als unangenehm. Wie intensiv diese Duftstoffe wahrgenommen werden, ist bei jedem Menschen anders.

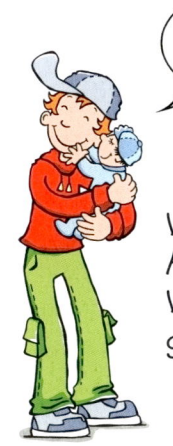

Du entscheidest selbst!

Wie funktioniert unsere Atmung? ➡ Seite 30/31
Woran erkennt ein Neugeborenes seine Mutter? ➡ Seite 56/57

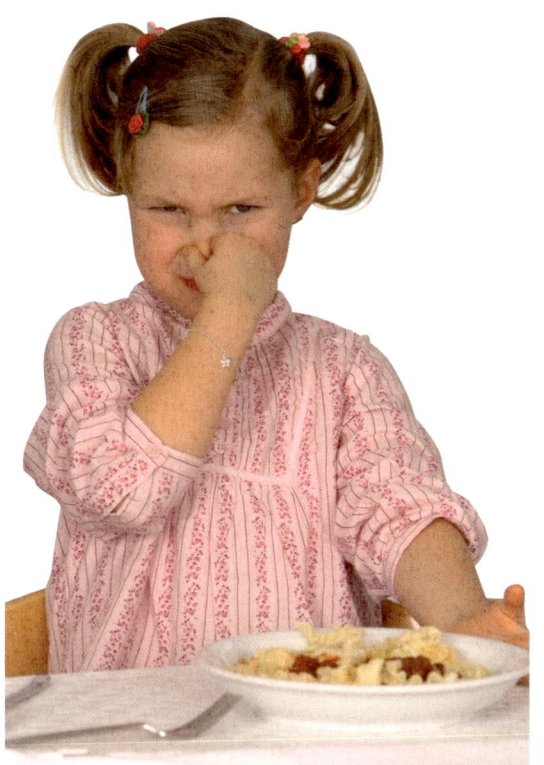

Wenn etwas schlecht riecht, rümpfen wir die Nase.

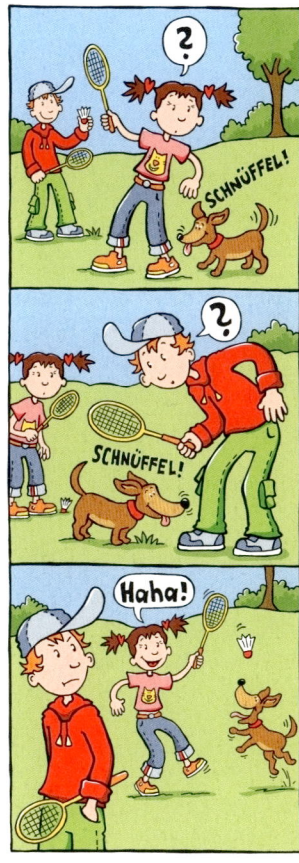

Hunde erkennen am Geruch, wen sie mögen.

Lies mal weiter!
Seite 30, 42, 60

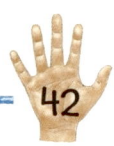

Schmecken

Der Geschmackssinn hängt eng mit dem Geruchssinn zusammen. Beide ergänzen einander.

Geruch und Geschmack

Wenn ein frisch gebackener Kuchen köstlich riecht, macht uns das Appetit. Ohne die Duftaromen, die wir über die Nase aufnehmen, würde uns das Essen nur halb so gut schmecken. Das merken wir besonders deutlich, wenn wir Schnupfen haben.

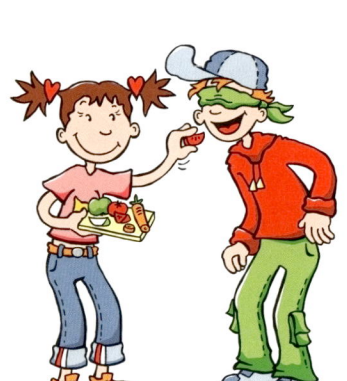

Verschiedene Geschmäcker

Nicht allen Menschen schmecken die gleichen Dinge. Was uns schmeckt und was wir essen, hat mit unserer Erziehung und unserem kulturellen Umfeld zu tun. Es

In Gesellschaft schmeckt das Essen besonders gut.

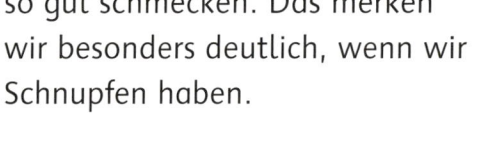

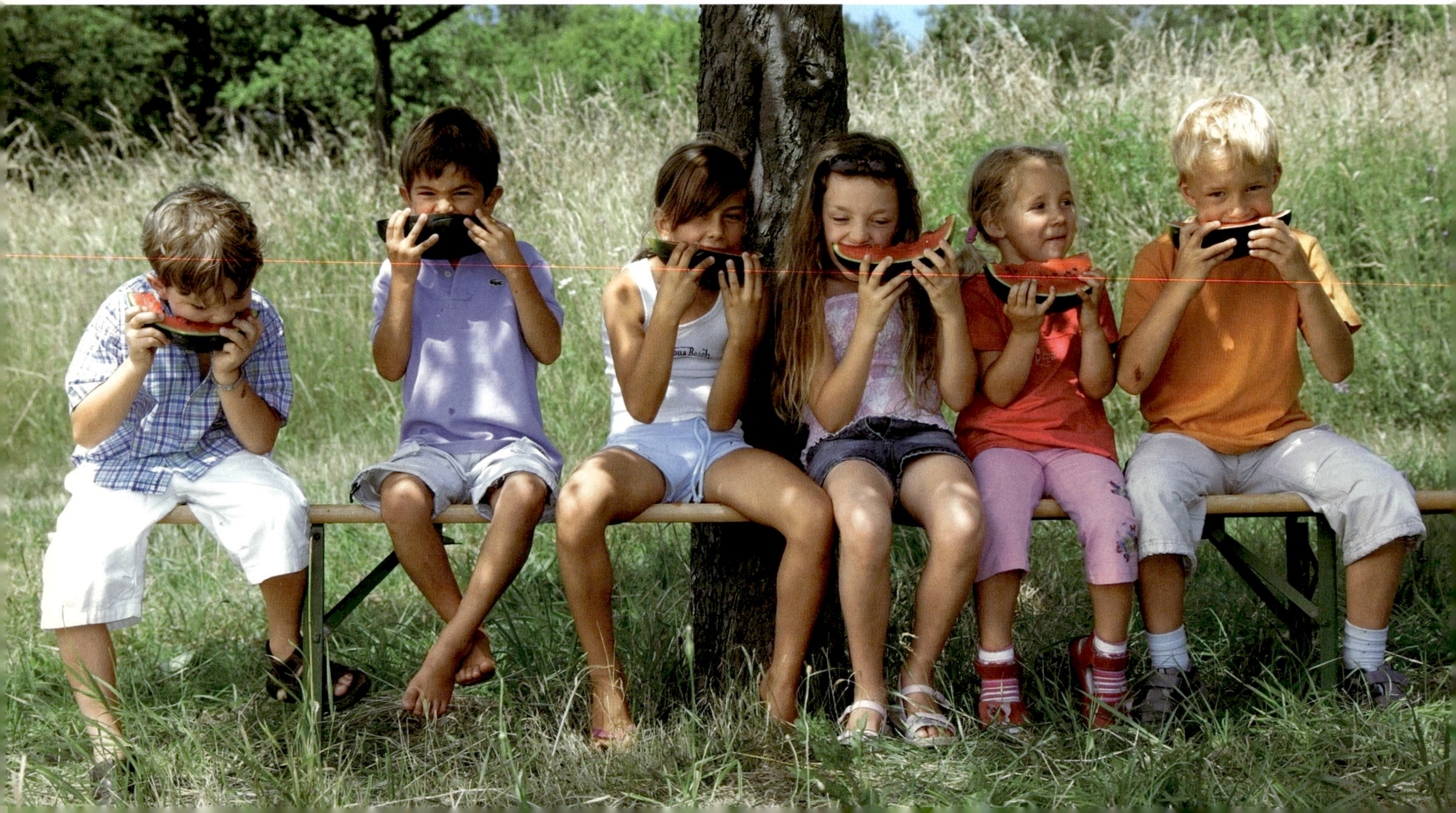

Teste deinen Geschmackssinn!

Mit verbundenen Augen ist es gar nicht so leicht, verschiedene Lebensmittel am Geschmack zu erkennen. Probier es doch mal aus! Verbinde dir die Augen und lass dir von einem Freund oder einer Freundin verschiedene Stückchen Obst und Gemüse geben. Kannst du sie alle am Geschmack erkennen? Wenn du dir die Nase zuhältst, wird es noch schwieriger.

hängt aber auch davon ab, wo wir leben. Die Menschen in China zum Beispiel ernähren sich ganz anders als die Menschen in Deutschland, Italien oder Amerika.

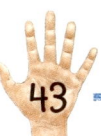

Schon Babys im Mutterleib erkennen verschiedene Geschmacksrichtungen: Am liebsten mögen sie leicht Süßes!

Vier Geschmacksrichtungen

Wir können vier verschiedene Geschmacksrichtungen unterscheiden: süß, sauer, bitter und salzig. Alles, was wir sonst noch schmecken, ist eine Mischung daraus. Zuständig für den Geschmack ist neben der Nase unsere Zunge. Sie hat eine raue Oberfläche mit kleinen Unebenheiten. Das sind die winzigen Geschmacksknospen, auch Papillen genannt. Diese spezialisierten Sinneszellen sorgen dafür, dass wir etwas schmecken.

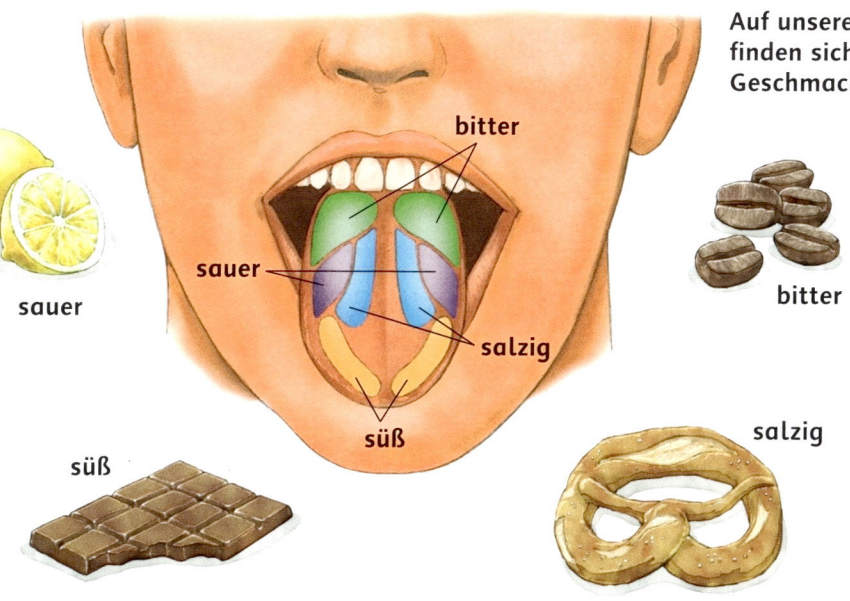

sauer

süß

bitter

sauer

salzig

süß

Auf unserer Zunge befinden sich verschiedene Geschmackszonen.

bitter

salzig

Wo wir schmecken

Die Empfindlichkeit unserer Zunge ist nicht überall gleich. An der Spitze schmecken wir vor allem süß, an den Rändern vorne salzig, dahinter sauer und am hinteren Teil der Zunge bitter. Die vier Geschmacksrichtungen werden, anders als beim Riechen etwa, nicht über einen bestimmten „Geschmacksnerv", sondern über verschiedene Nerven an das Gehirn geleitet.

Wie viele Zähne hat ein Erwachsener? ➡ Seite 32/33
Welche Vitamine sind für uns wichtig? ➡ Seite 60/61

Du entscheidest selbst!

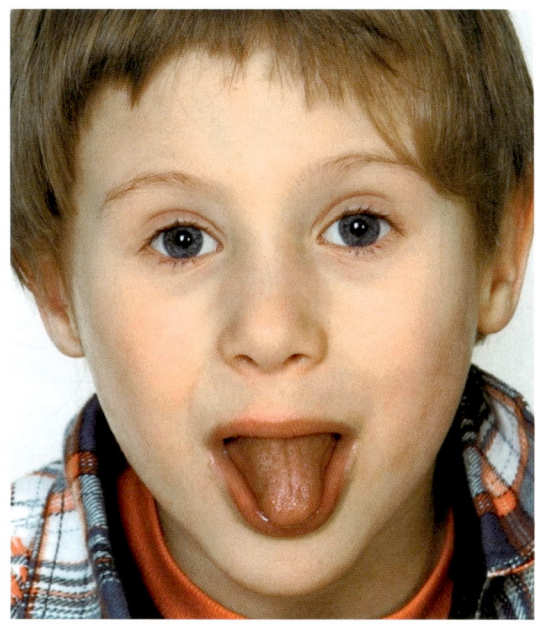

Auf der Zunge befinden sich etwa 2000 Geschmacksknospen.

Lies mal weiter!
Seite 32, 40, 56
www.expedition.wissen.de
Essen im Weltall

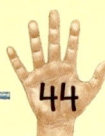

Tasten

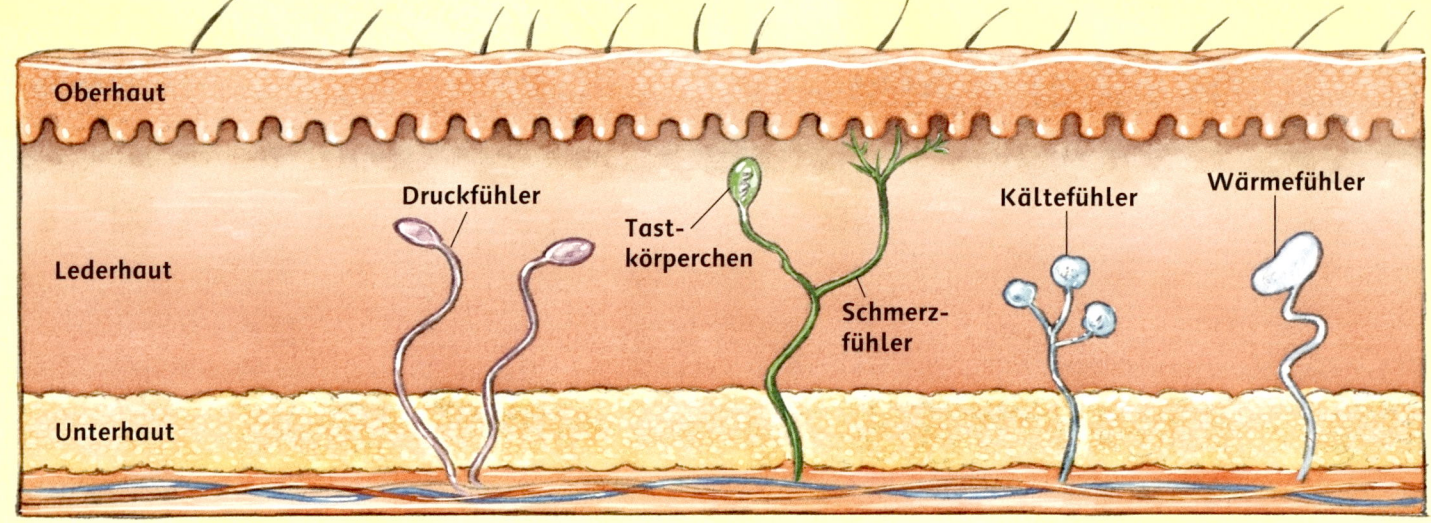

Oberhaut

Lederhaut

Unterhaut

Druckfühler

Tast-
körperchen

Schmerz-
fühler

Kältefühler

Wärmefühler

Unsere Haut ist mit unzähligen Fühlern ausgestattet.

Der Tastsinn hilft uns dabei, uns in unserer Umwelt zu orientieren und zum Beispiel Gegenstände anhand ihrer Oberfläche zu erkennen. Unsere Sinnesorgane für das Tasten sind über den ganzen Körper verteilt. Sie befinden sich in der Haut, vor allem in der Lederhaut.

Spezialisierte „Fühler"

Die „Fühler" oder Sensoren unserer Haut reagieren auf Druck, Schmerz, Kälte oder Wärme. Sie sind unterschiedlich im Körper verteilt. Daher ist unsere Haut an manchen Stellen empfindlicher als an anderen. Besonders empfindlich sind unsere Fingerspitzen, denn dort befinden sich sehr viele Sensoren auf engem Raum. Wenn sie etwas ertasten, leiten ihre Nervenenden diese Informationen an das Gehirn weiter. Der Tastsinn ist der erste Sinn, mit dem wir unsere Umgebung wahrnehmen – bereits ein ungeborenes Baby trainiert ihn im Mutterleib.

Berührungen empfinden wir meist als angenehm.

Hihi, das kitzelt!

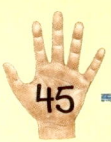
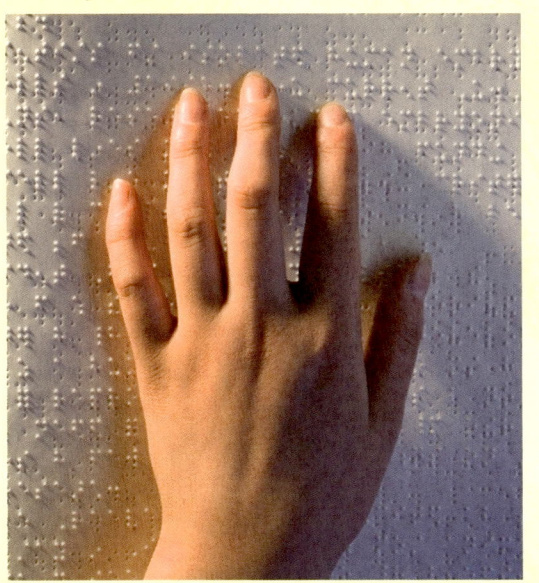

Blinde Menschen ertasten kleine Erhebungen auf Papier und können so „lesen".

Ein Sinn ersetzt den anderen

Wenn wir einen unserer Sinne nicht richtig nutzen können, trainiert das Gehirn automatisch die anderen Sinne. Weil blinde Menschen zum Beispiel nicht sehen können, ist ihr Tastsinn besonders gut entwickelt. Sie können sogar mit den Fingern „lesen". Sie ertasten mit ihren Fingerspitzen eine besondere Blindenschrift: die Brailleschrift. Diese Punktschrift ist heute auf der ganzen Welt verbreitet.

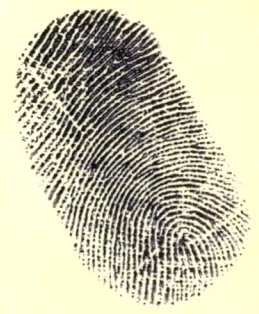

An seinem Fingerabdruck kann man einen Menschen identifizieren.

Was wir fühlen

Mit dem Tastsinn können wir fühlen, ob etwas glatt oder rau, hart oder weich, trocken oder nass ist. Außerdem spüren wir Wärme und Kälte, Schmerz und Druck. Dafür sind verschiedene winzige Sensoren in der Haut zuständig.

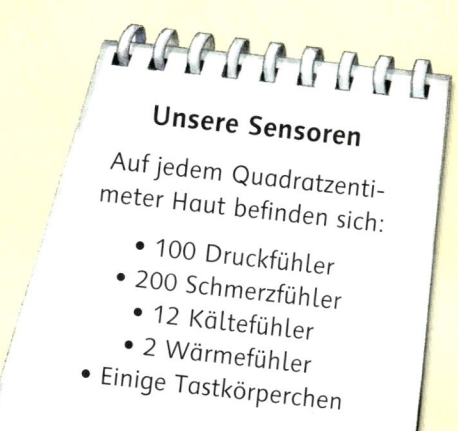

Unsere Sensoren

Auf jedem Quadratzentimeter Haut befinden sich:

- 100 Druckfühler
- 200 Schmerzfühler
- 12 Kältefühler
- 2 Wärmefühler
- Einige Tastkörperchen

Knack den Code!

8. Welcher Teil unserer Hand ist besonders empfindlich?
(10. Buchstabe)

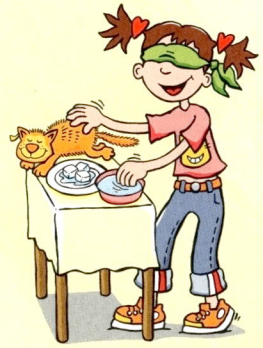

Ich kann auch mit den Fingern „sehen"!

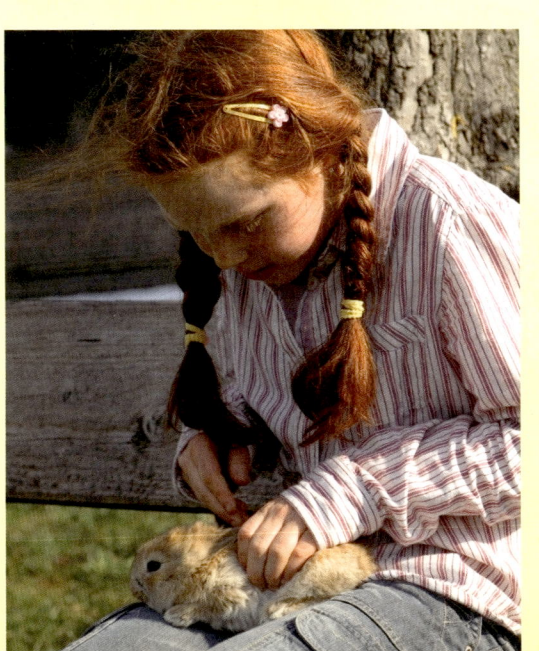

Das Fell eines Hasen empfinden wir als weich.

Lies mal weiter!
Seite 22, 52, 68
www.expedition.wissen.de
Blindenschrift

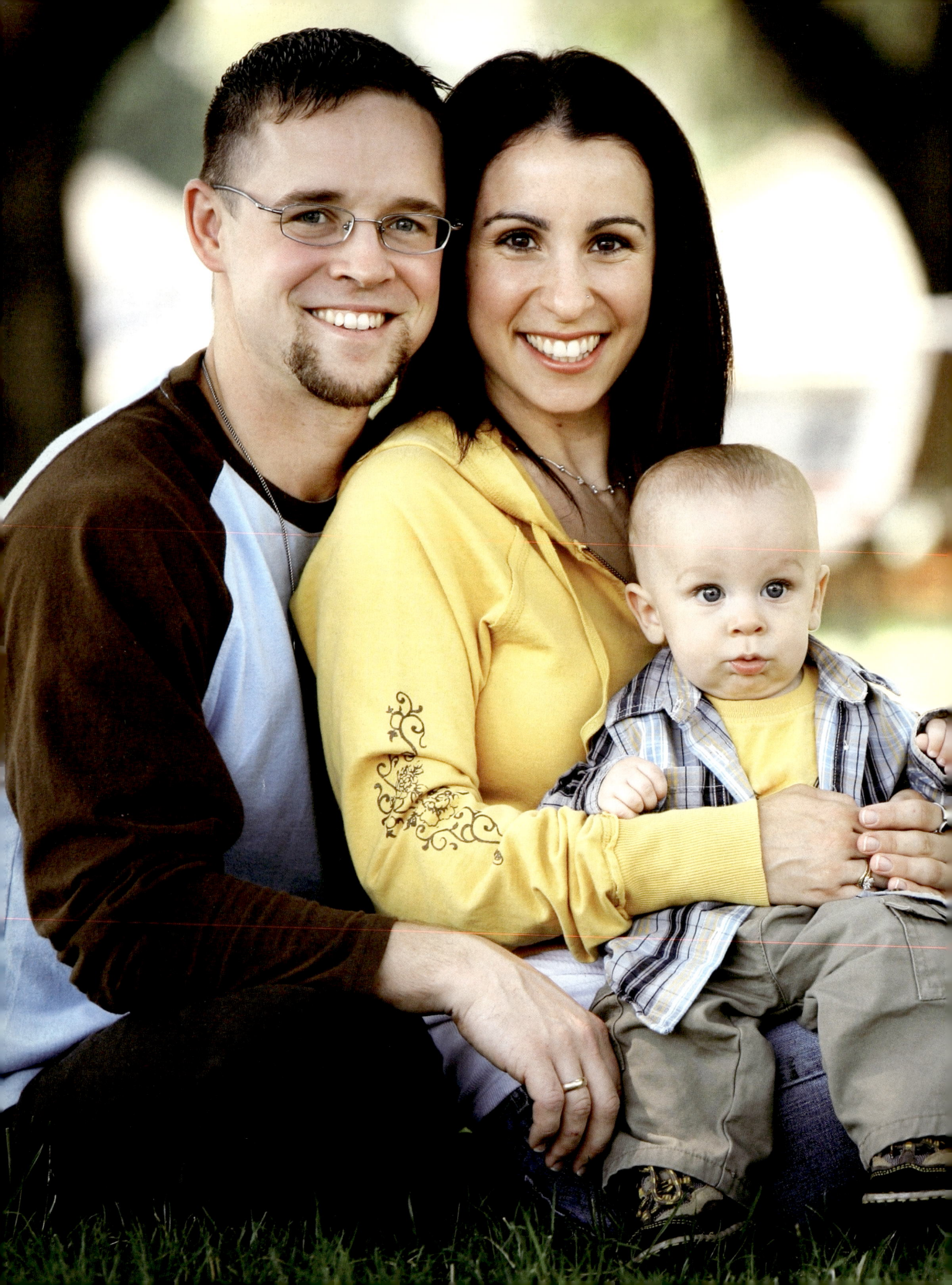

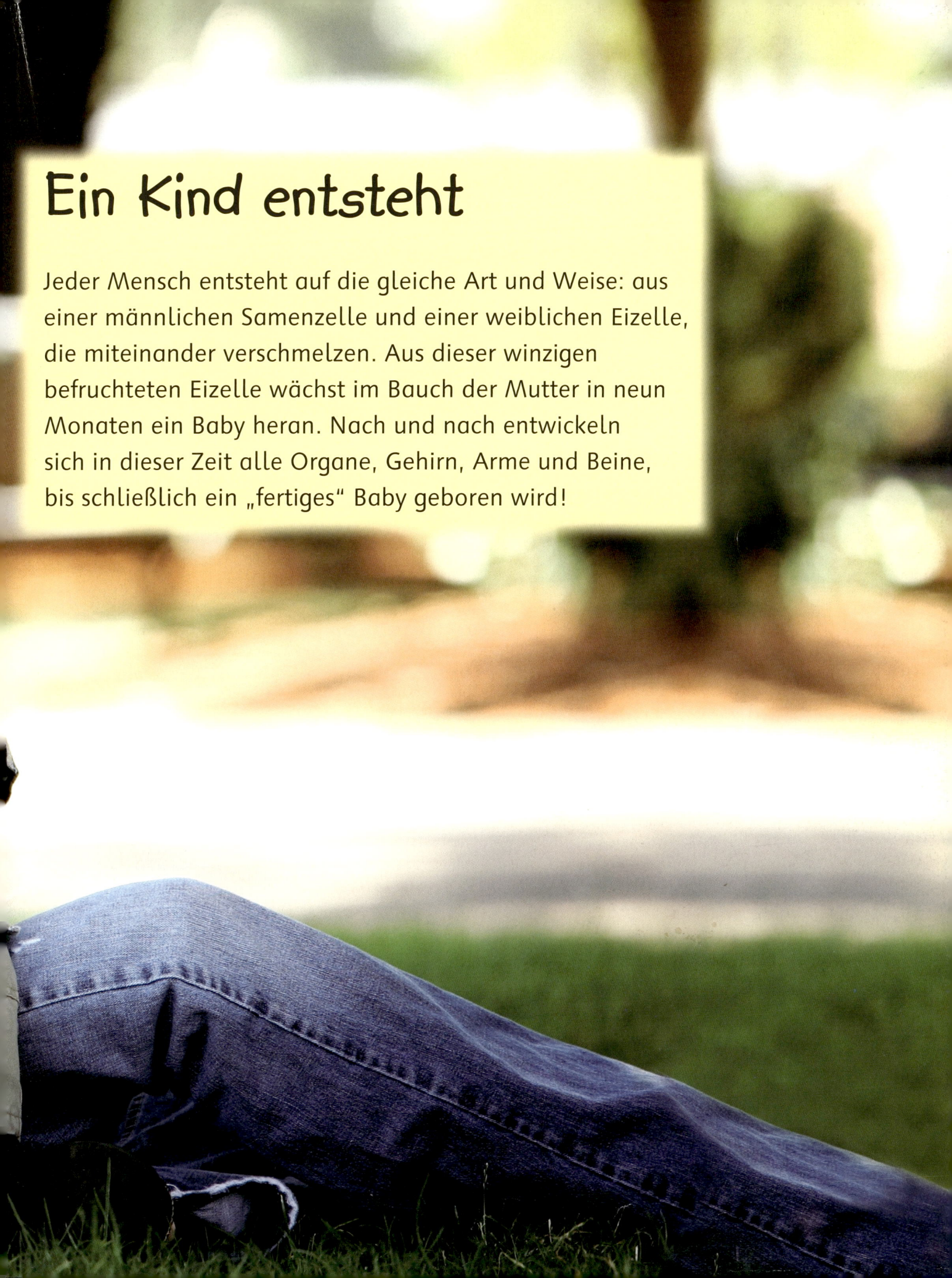

Ein Kind entsteht

Jeder Mensch entsteht auf die gleiche Art und Weise: aus einer männlichen Samenzelle und einer weiblichen Eizelle, die miteinander verschmelzen. Aus dieser winzigen befruchteten Eizelle wächst im Bauch der Mutter in neun Monaten ein Baby heran. Nach und nach entwickeln sich in dieser Zeit alle Organe, Gehirn, Arme und Beine, bis schließlich ein „fertiges" Baby geboren wird!

Die Geschlechtsorgane

Pubertät bei Mädchen

- Beginnt mit 10 bis 13 Jahren
- Die Geschlechtsorgane wachsen.
- Die Scham- und Achselbehaarung wächst.
- Erste Menstruation
- Geschlechtsreife

Schon bei der Geburt sehen Mädchen anders aus als Jungen. Sie haben unterschiedliche Geschlechtsorgane. Mädchen haben eine Scheide und Schamlippen, Jungen einen Penis und Hoden. Bei Kindern sind die Geschlechtsorgane noch kleiner als bei Erwachsenen. In der Pubertät beginnen sie zu wachsen. Der Körper der Mädchen nimmt weiblichere Formen an, die Hüften werden runder, die Brüste wachsen. Bei Jungen werden die Schultern breiter, sie bekommen mehr Muskeln und eine tiefere Stimme.

Geschlechtsorgane der Frau

Äußerlich sichtbar ist nur ein Teil der weiblichen Geschlechtsorgane, nämlich Scheide und Schamlippen. Geschützt im Körper liegen Gebärmutter, Eierstöcke und Eileiter. Bereits von Geburt an sind in den Eierstöcken Eizellen gelagert. Alle vier Wochen reift bei einer geschlechtsreifen Frau in einem Eierstock eine Eizelle heran. Nach etwa zwei Wochen wandert das Ei über den Eileiter zur Gebärmutter. Auf diesem Weg kann es von einer männlichen Samenzelle befruchtet werden. Wenn die Eizelle nicht befruchtet wird, löst sie sich auf. Das führt zu einer leichten Blutung aus der Scheide. Diese Menstruation oder Periode haben alle Frauen. Die erste Periode setzt normalerweise zwischen dem 10. und 12. Lebensjahr ein.

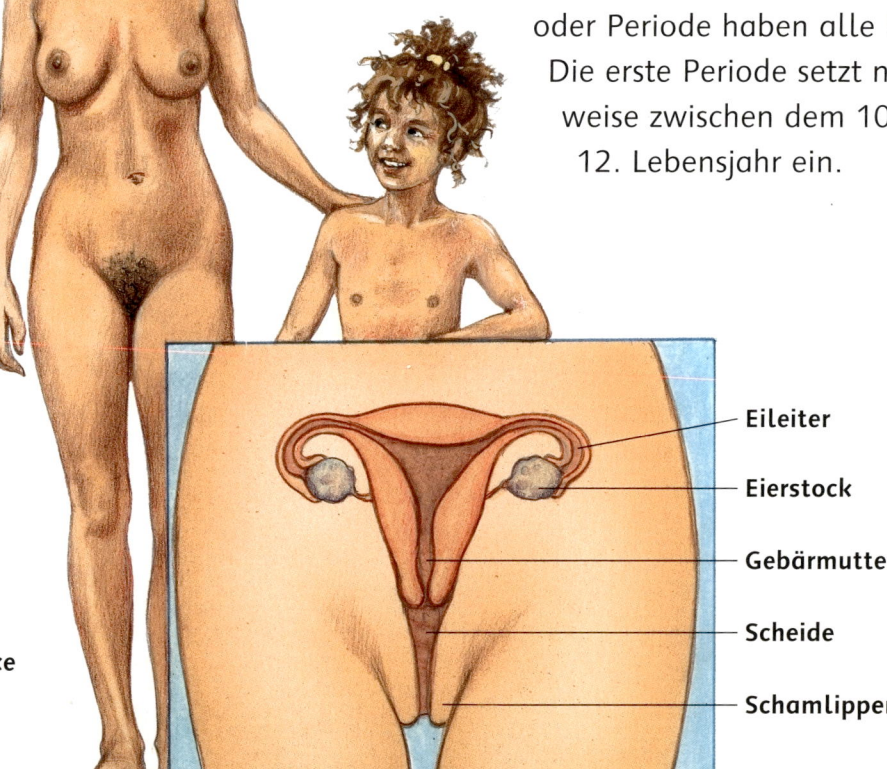

Alle vier Wochen reift in einem der beiden Eierstöcke ein Ei heran.

- Eileiter
- Eierstock
- Gebärmutter
- Scheide
- Schamlippen

Geschlechtsorgane des Mannes

Die männlichen Geschlechtsorgane sind der Penis (Glied) und die Hoden. Im Penis befinden sich viele Gefäße, die sich mit Blut füllen. Seine Spitze, die Eichel, reagiert empfindlich auf Berührungen. In der Eichel befindet sich eine kleine Öffnung, durch die sowohl Urin als auch Samenflüssigkeit den Körper verlassen, aber nie gleichzeitig. Die Eichel wird von der Vorhaut geschützt. Die beiden Hoden liegen hinter dem Penis im Hodensack. In den Hoden werden die männlichen Samenzellen hergestellt. Die Hoden liegen außerhalb des Körpers, da dort die Temperatur niedriger ist als im Körper. Bei zu hoher Temperatur würden die Samenzellen absterben. In den Hoden befinden sich immer mehrere Millionen Spermien. Bis ein Samen ausgereift ist, dauert es ungefähr 80 Tage.

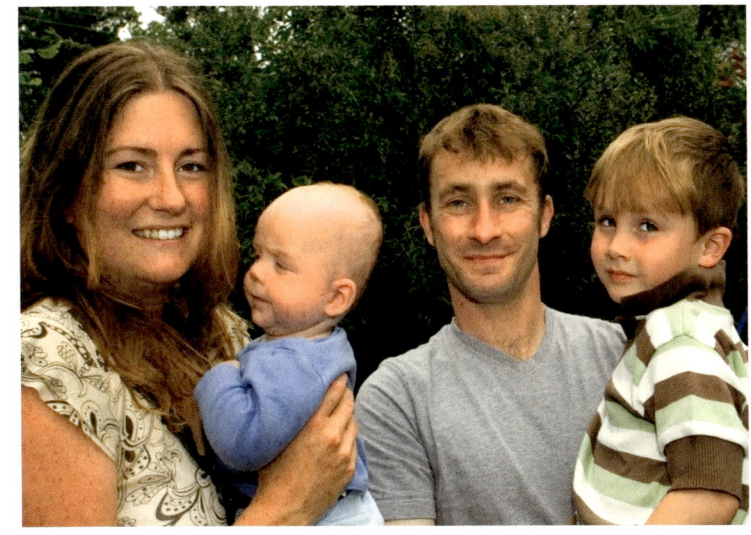

Pubertät bei Jungen

- Beginnt mit 11 bis 14 Jahren
- Die Geschlechtsorgane wachsen.
- Die Scham- und Achselbehaarung wächst.
- Die Hoden beginnen Samen zu erzeugen.
- Stimmbruch
- Erster Samenerguss
- Geschlechtsreife

Harnblase

Samenleiter

Harn-Samen-Röhre

Penis

Hoden

Hodensack

Von der Pubertät an reifen in den Hoden täglich mehrere Millionen Spermien heran.

Lies mal weiter!
Seite 10, 12, 52
www.expedition.wissen.de
Hormone

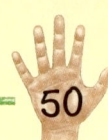

Ein Kind entsteht

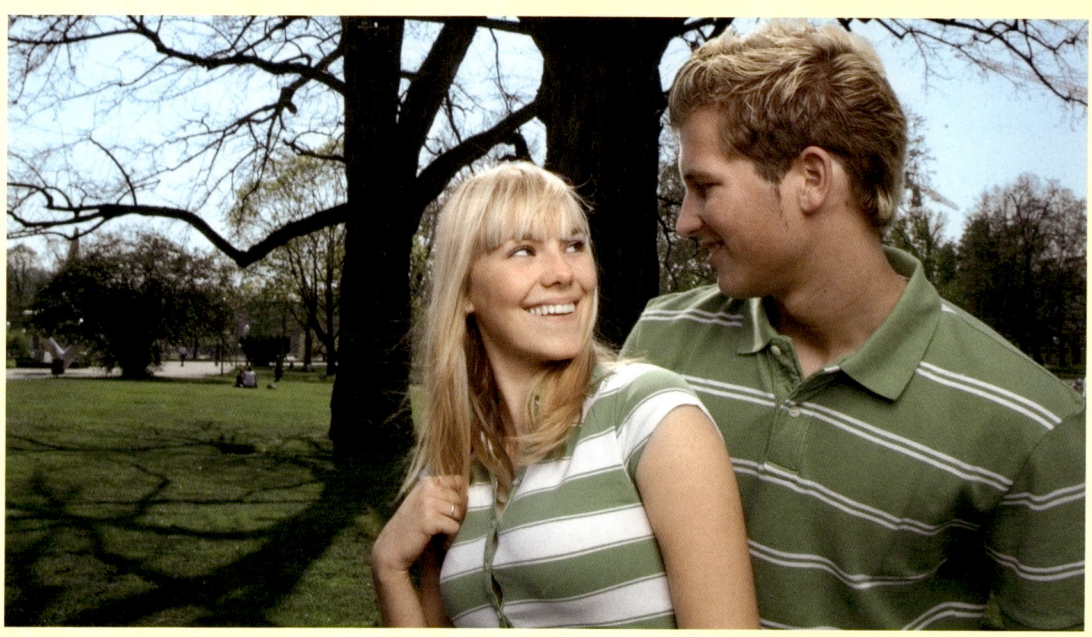

Wer verliebt ist, möchte seinem Partner auch körperlich nah sein.

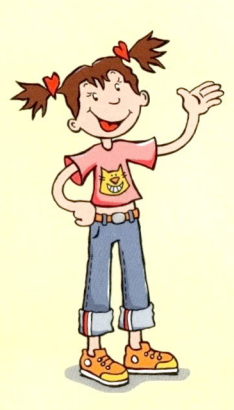

Wenn eine Frau und ein Mann verliebt sind, möchten sie auch miteinander schlafen. Man sagt dazu auch, dass sie Geschlechtsverkehr haben. Sie küssen und berühren sich zärtlich. Dadurch kommt es zur körperlichen Erregung.

Der Geschlechtsverkehr

Der Mann bekommt dadurch eine Erektion, das heißt, sein Penis schwillt an, wird steif und richtet sich auf. Die Scheide der Frau wird besser durchblutet und feucht, wenn sie erregt ist. Dann kann der Mann den Penis in die Scheide einführen und sanft bewegen. Dadurch werden empfindliche Nerven am Penis und in der Scheide berührt. Das ist für beide sehr angenehm und es entsteht ein großes körperliches Wohlbefinden. Meist erleben dann beide einen Höhepunkt oder Orgasmus. Beim Mann kommt es dabei zum Samenerguss: Samenflüssigkeit spritzt aus dem Penis in die Scheide der Frau. Wenn die Frau gerade einen Eisprung hatte, kann es zur Befruchtung kommen.

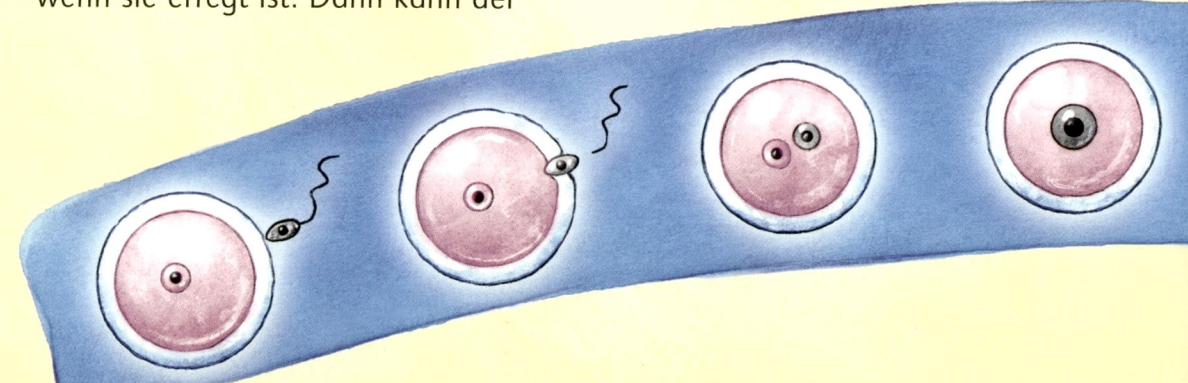

Ei- und Samenzelle verschmelzen zu einer einzigen Zelle, die sich immer weiter teilt.

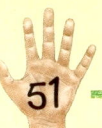

Befruchtung

Wenn eine männliche Samenzelle und eine weibliche Eizelle verschmelzen, nennt man das Befruchtung, Zeugung oder Empfängnis.

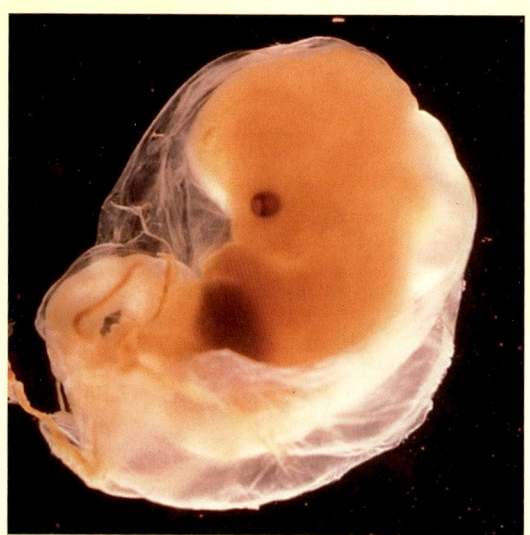

Schon in der 8. Schwangerschaftswoche erkennt man beim Embryo Augen, Nase und Mund.

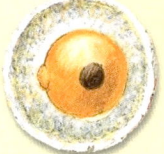

Samenzelle und befruchtete Eizelle

Befruchtung

Beim Samenerguss strömen die Samenzellen aus dem Penis in die Scheide. Sie schwimmen sofort durch den Gebärmutterhals in die Gebärmutter und schließlich in den Eileiter. Dort treffen die Samenzellen auf die reife Eizelle. Nur die Samenzelle, die als Erste bei der Eizelle ankommt, dringt in die Eizelle ein. Dabei verschmelzen Samen und Eizelle zu einer einzigen Zelle.

Weiter zur Gebärmutter

Die befruchtete Eizelle trägt das Erbgut beider Elternteile in sich – ein neues Leben entsteht. Das befruchtete Ei teilt sich in zwei Zellen. Diese teilen sich immer weiter, und nach wenigen Tagen ist ein Zellhaufen aus Dutzenden von Zellen entstanden. Dieser nistet sich nun in der gut durchbluteten Schleimhaut der Gebärmutter ein. Ab diesem Zeitpunkt beginnt die Schwangerschaft. In den folgenden neun Monaten wächst der Embryo in der Gebärmutter geschützt heran. Über die Nabelschnur wird er versorgt.

Du entscheidest selbst!

Was sind Chromosomen?
➡ Seite 52/53
Wann lernt ein Baby laufen?
➡ Seite 56/57

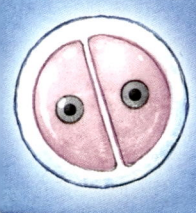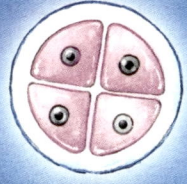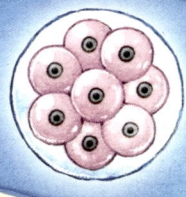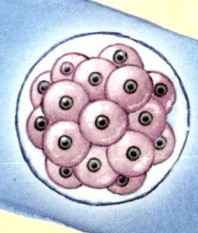

Lies mal weiter!
Seite 14, 56, 64

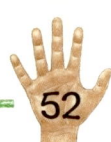

Junge oder Mädchen?

Knack den Code!

10. Wie heißen die Träger unserer Erbanlagen?
(7. Buchstabe)

Ob bei der Befruchtung ein Junge oder ein Mädchen entsteht, können die Eltern nicht beeinflussen. Dafür sind die Chromosomen zuständig. Das sind winzige fadenförmige Gebilde im Zellkern. Jedes Chromosom enthält hundert bis tausend unterschiedliche Erbfaktoren oder Gene, die bei der Zellteilung weitergegeben werden.

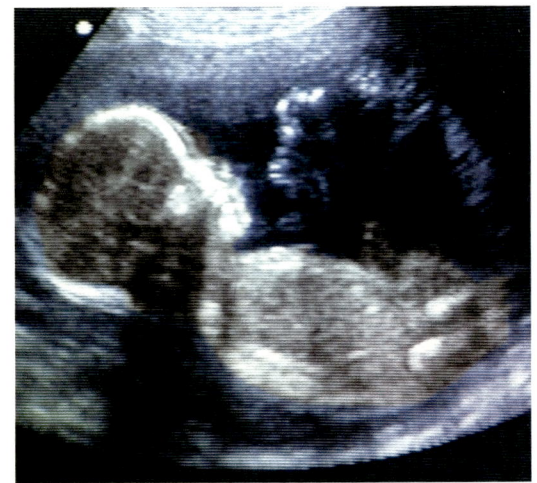

Beim Ultraschall kann der Arzt das Geschlecht des Kindes feststellen.

Eine Eizelle trägt immer ein X-Chromosom, eine Samenzelle ein X- oder ein Y-Chromosom.

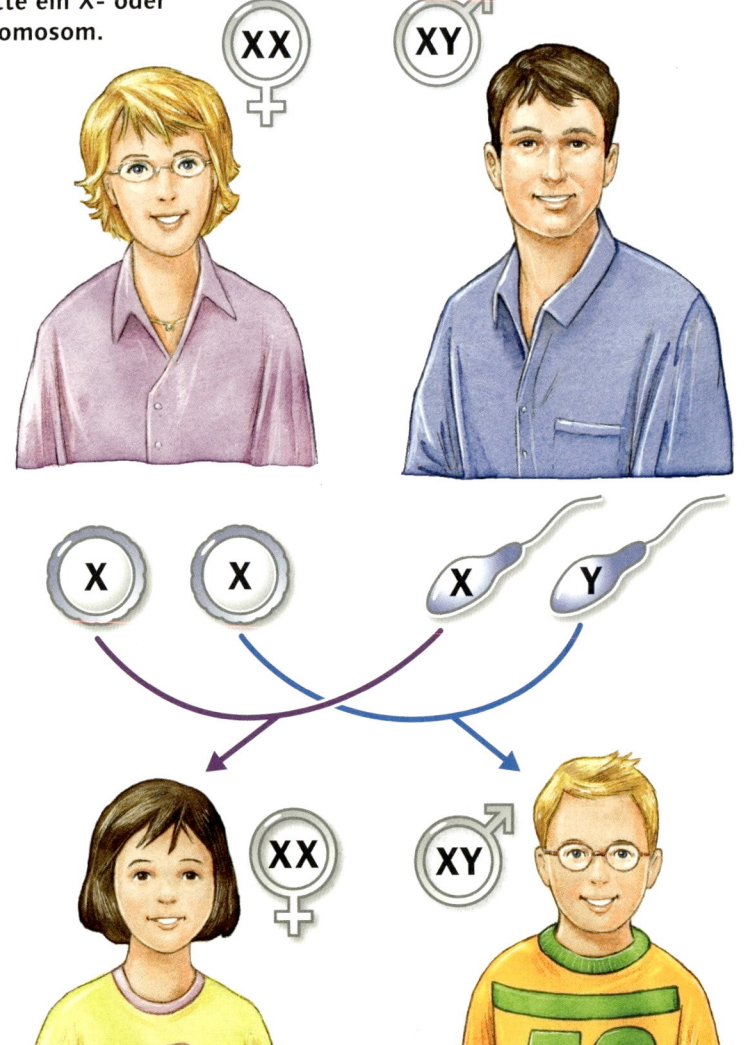

X- und Y-Chromosomen

Jede Körperzelle trägt 23 gleiche Chromosomenpaare, also insgesamt 46 Chromosomen. Sie enthalten unsere Gene oder Erbanlagen. Die Ei- und Samenzellen enthalten 23 Chromosomen, von denen eines jeweils ein Geschlechtschromosom ist. Wegen ihrer Form werden die Geschlechtschromosomen X- und Y-Chromosomen genannt.
In einer Eizelle befindet sich ein X-Chromosom, in einer Samenzelle ein X- oder Y-Chromosom. Bei der Befruchtung vereinigen sich die beiden Chromosomensätze von Ei- und Samenzelle.
Je nachdem, ob die Samenzelle X- oder Y-Chromosomen trägt, entsteht ein Mädchen (XX) oder ein Junge (XY).

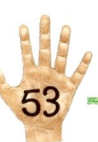

Manche Merkmale vererben sich stärker als andere: zum Beispiel braune Augen gegenüber blauen Augen.

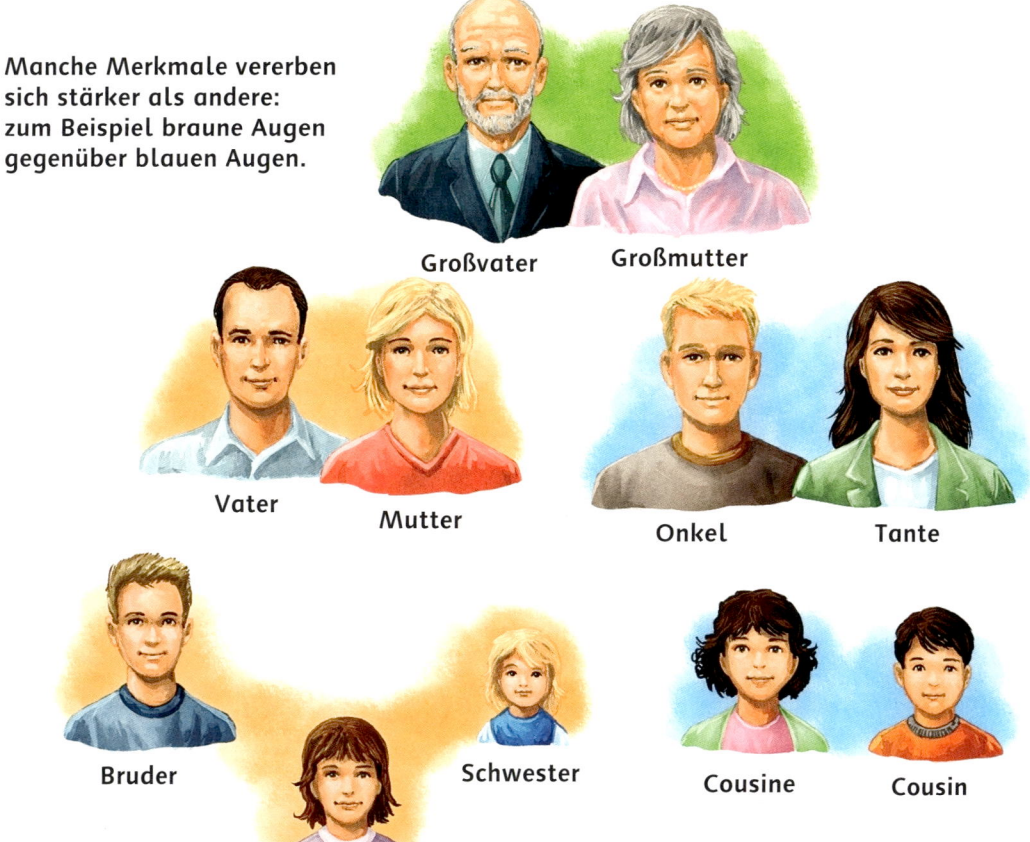

Großvater Großmutter

Vater Mutter

Onkel Tante

Bruder Schwester

Schwester

Cousine Cousin

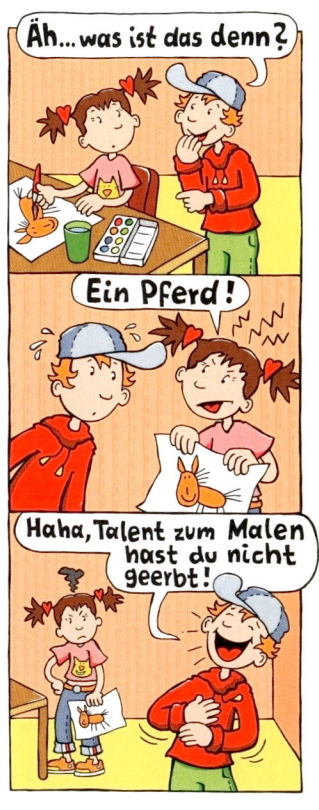

Äh... was ist das denn?

Ein Pferd!

Haha, Talent zum Malen hast du nicht geerbt!

Manche Talente werden von den Eltern an die Kinder vererbt, aber nicht alle.

Unsere Erbanlagen

Unsere Gene bestimmen, ob und wie sehr wir unseren Eltern ähnlich sehen. Zum Beispiel können wir die gleichen Augen, Nase oder Haare haben. Auch Charaktereigenschaften und Begabungen werden von den Eltern an ihre Kinder weitergegeben. Vor der Geburt weiß aber niemand, welche Merkmale weitervererbt werden und welche nicht.

Erbgut und Vererbung

Die Weitergabe von Merkmalen innerhalb einer Familie nennt man Vererbung. Dabei vermischen sich das Erbgut der Familie der Mutter und das der Familie des Vaters.

Geschwister sehen sich nicht unbedingt ähnlich, da sie aus verschiedenen Zellen entstanden sind. Das gilt auch für Zwillinge – wenn sie zweieiig sind, sich also aus zwei Eizellen entwickelt haben. Eineiige Zwillinge sehen sich dagegen sehr ähnlich, sie haben sich aus derselben Eizelle entwickelt.

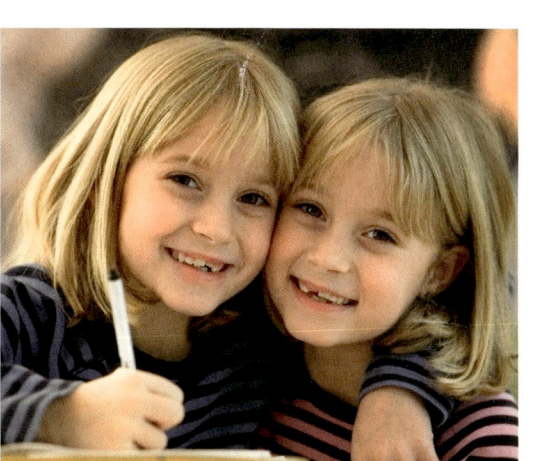

Eineiige Zwillinge sehen sich sehr ähnlich.

Lies mal weiter!
Seite 28, 44, 62

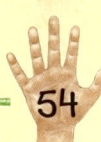

Schwangerschaft und Geburt

Eine Schwangerschaft dauert etwa neun Monate oder 40 Wochen. In dieser Zeit wächst das Baby in der Gebärmutter heran. Die Gebärmutter wächst mit dem Kind mit und dehnt sich im Laufe der Schwangerschaft immer weiter in den Bauchraum aus. Der Embryo, so nennt man das Baby ganz am Anfang, liegt geschützt in der Fruchtblase. Sie ist mit Fruchtwasser gefüllt. Über die Nabelschnur wird der Embryo mit Nährstoffen und Sauerstoff versorgt.
Mit zwei Monaten ist er ungefähr drei Zentimeter groß. Kopf, Körper, Arme, Beine und die inneren Organe formen sich und das Herz beginnt zu schlagen. Ab dem dritten Monat nennt man den Embryo auch Fötus. Er ist jetzt etwa zwölf Zentimeter groß. Gesicht, Finger und Zehen sind nun deutlich ausgeprägt.

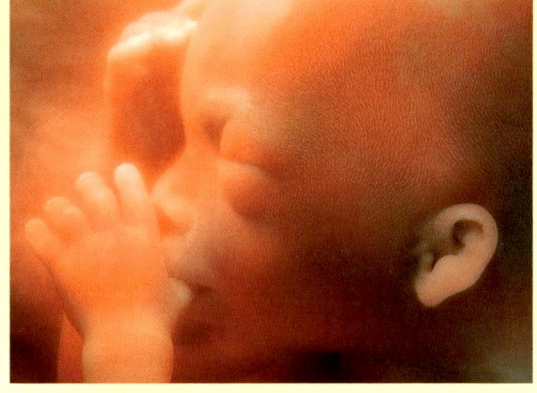

Am Ende des 5. Monats ist der Fötus etwa 20 Zentimeter groß.

Stärkstes Wachstum

In den folgenden drei Monaten wächst der Fötus am stärksten. Alle Organe bilden sich vollständig aus und reifen weiter heran. Ab dem fünften Monat kann er hören und ab dem sechsten Monat ist er lebensfähig. Die werdende Mutter kann nun auch deutlich spüren, wie sich das Baby im Bauch bewegt.

Im Laufe der Schwangerschaft wird das Baby immer größer.

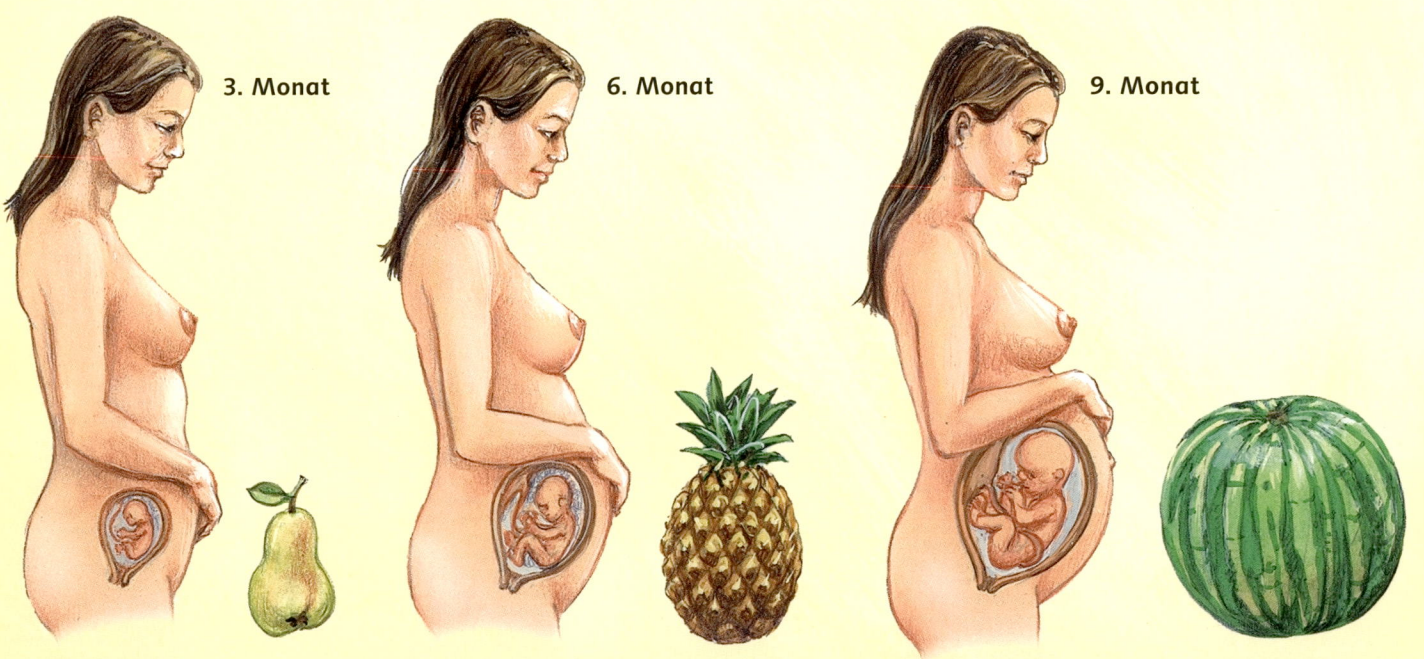

3. Monat   6. Monat   9. Monat

Hallo Luisa,
stell dir vor, gestern wurde
mein kleiner Bruder geboren!
Er heißt Jan, ist 52 cm groß
und wiegt 3,5 Kilogramm!
Er trinkt wie ein Weltmeister
und schläft fast den ganzen
Tag. Morgen kommt Mama
mit ihm nach Hause.
Ich freue mich riesig!
Bis bald, viele Grüße
Eva

Luisa Krämer
Ringstr. 1
50667 Köln

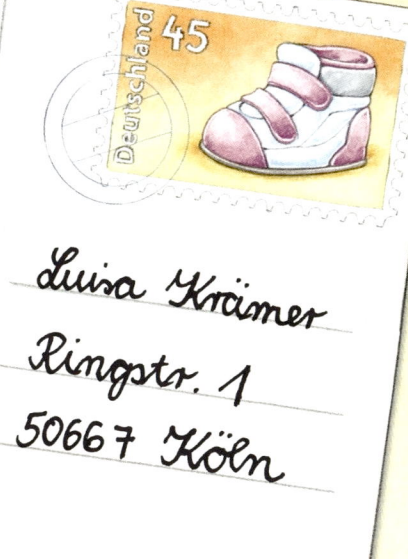

Endspurt

Im letzten Drittel der Schwangerschaft ist der Fötus vollständig
entwickelt, nimmt aber noch viel
Gewicht zu. Mit sieben Monaten
ist er etwa 30 Zentimeter groß und
1500 Gramm schwer. Das Baby
strampelt nun kräftig und drückt auf
die umgebenden Organe im Bauch
der Mutter.

Die Geburt

Etwa vier Wochen vor der Geburt
dreht sich das Baby in die Geburts-
stellung. Es liegt dann mit dem
Kopf nach unten im Becken der
Mutter. Wenn die Geburt eingeleitet
wird, ziehen sich die Muskeln der
Gebärmutter zusammen, die Frau
bekommt Wehen. Dadurch wird
das Baby langsam aus dem Körper
der Mutter hinausgeschoben.
Die Fruchtblase, in der das
Baby liegt, platzt. Die Wehen
werden immer stärker, bis
der Kopf des Babys aus
der Scheide gedrückt wird.
Nach der Geburt wird die
Nabelschnur durchtrennt.

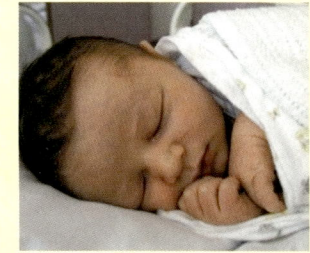

Nach der anstrengenden
Geburt schläft das Baby
meist.

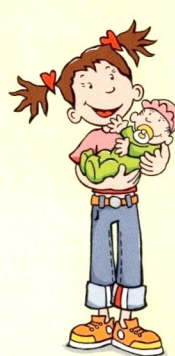

So liegt ein Baby im Bauch
der Mutter kurz vor der Geburt.

Lies mal weiter!
Seite 10, 12, 50

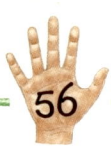
Die Entwicklung des Babys

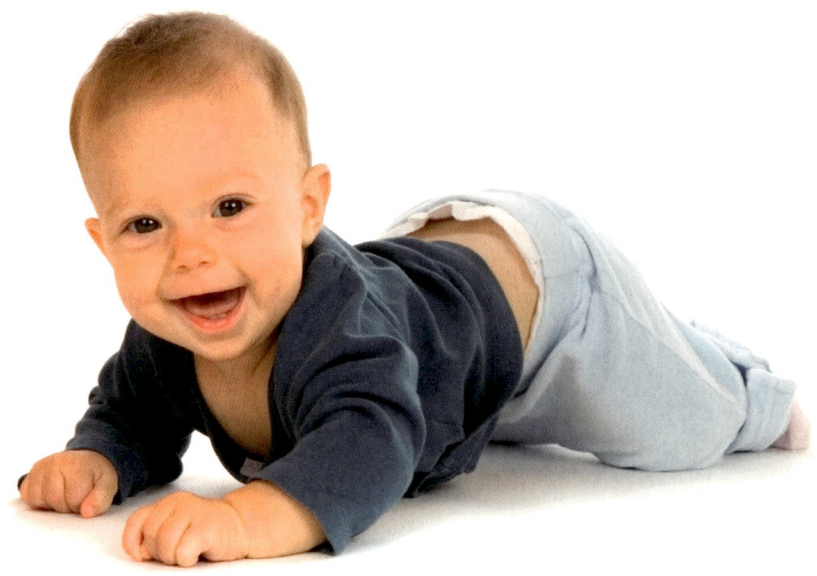

Etwa ab dem 7. Monat beginnen viele Babys zu krabbeln.

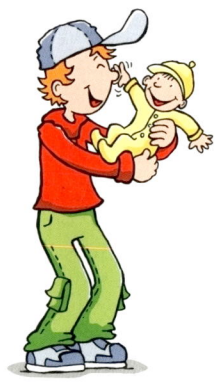

Du kannst ja schon ganz schön fest zugreifen!

Ein Neugeborenes muss sich erst an seine neue Umgebung gewöhnen. Das Wichtigste in den ersten Monaten ist für ein Baby Essen und Schlafen. Alle zwei bis drei Stunden hat es Hunger, dazwischen schläft es, 16 bis 17 Stunden am Tag. Die Sinnesorgane des Neugeborenen sind bereits gut entwickelt. Schon nach wenigen Tagen erkennt es seine Mutter am Geruch und ihre Muttermilch am Geschmack. Es reagiert auf Stimmen, die es im Mutterleib gehört hat. Auch sein Tastsinn ist gut entwickelt: Es unterscheidet zwischen warm und kalt, weich und hart, trocken und nass. Deshalb genießen es schon neugeborene Babys, wenn man sie streichelt und mit ihnen spielt.

Mit allen Sinnen

Ab dem vierten Monat fängt das Baby an, Dinge zu ertasten und nach ihnen zu greifen. Es steckt Spielzeug in den Mund, um es zu erschmecken. Menschen, die es kennt, begrüßt es lächelnd. Auf Musik und Klingeln reagiert das Baby freudig. Durch Lallen probiert es seine Stimme aus.

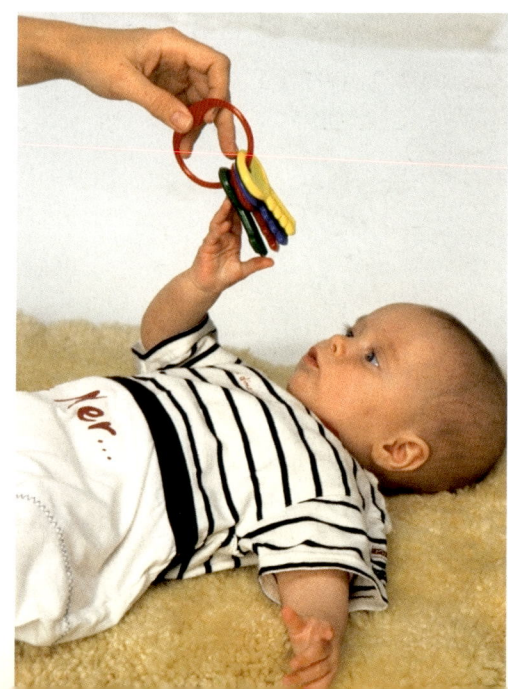

Mit etwa vier Monaten lernt das Baby, gezielt nach etwas zu greifen.

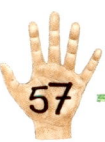

Die ersten Schritte sind noch unsicher und wacklig.

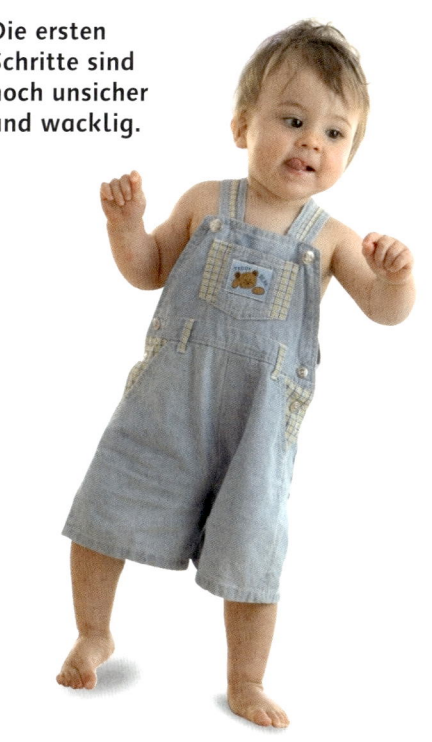

Vom Baby zum Kleinkind

Mit etwa einem Jahr kann das Baby eine Tasse festhalten und einen Löffel zum Mund führen. Begeistert erzählt es in längeren Silbenketten wie „lalala-mamama-bububu" und versteht einfache Wörter und Sätze. Es kann sicher stehen, hält sich dabei aber noch fest und macht seine ersten Schritte. Nun spricht man von einem Kleinkind.

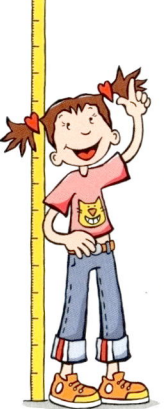

Du entscheidest selbst!

Mit wie viel Jahren ist ein Mensch ausgewachsen?
➡ Seite 12/13
Wie funktioniert unser Tastsinn? ➡ Seite 44/45

Die Welt erforschen

Mit etwa sieben Monaten kann das Baby meist schon kurze Zeit sicher sitzen. Auch seine Sprache hat sich weiterentwickelt: Es lallt ganze Silben wie „lala" oder „bubu". Am Ende des achten Monats gelingt es ihm, sich an Händen oder Gegenständen hochzuziehen. Wenn man es festhält, bleibt es kurz stehen. Die meisten Babys sind jetzt ständig in Bewegung und erforschen ihre Umgebung.

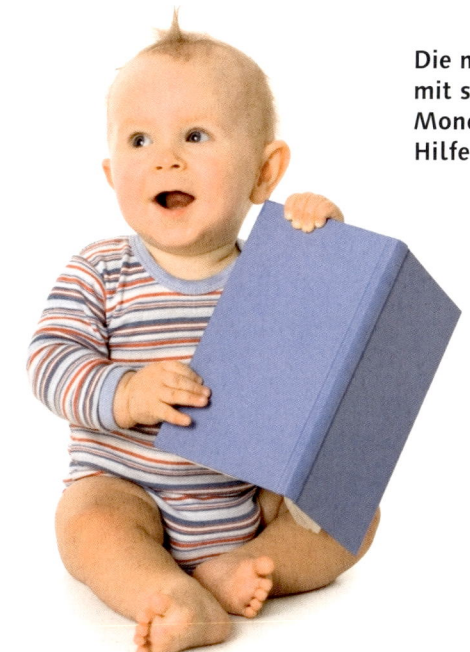

Die meisten Babys können mit sechs bis sieben Monaten kurze Zeit ohne Hilfe aufrecht sitzen.

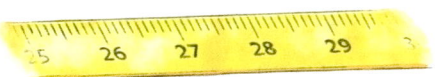

Kaum zu glauben

Im ersten Lebensjahr kann ein Baby bis zu 28 cm wachsen! So schnell wächst es später nie wieder im Leben.

Lies mal weiter!
Seite 38, 42, 44

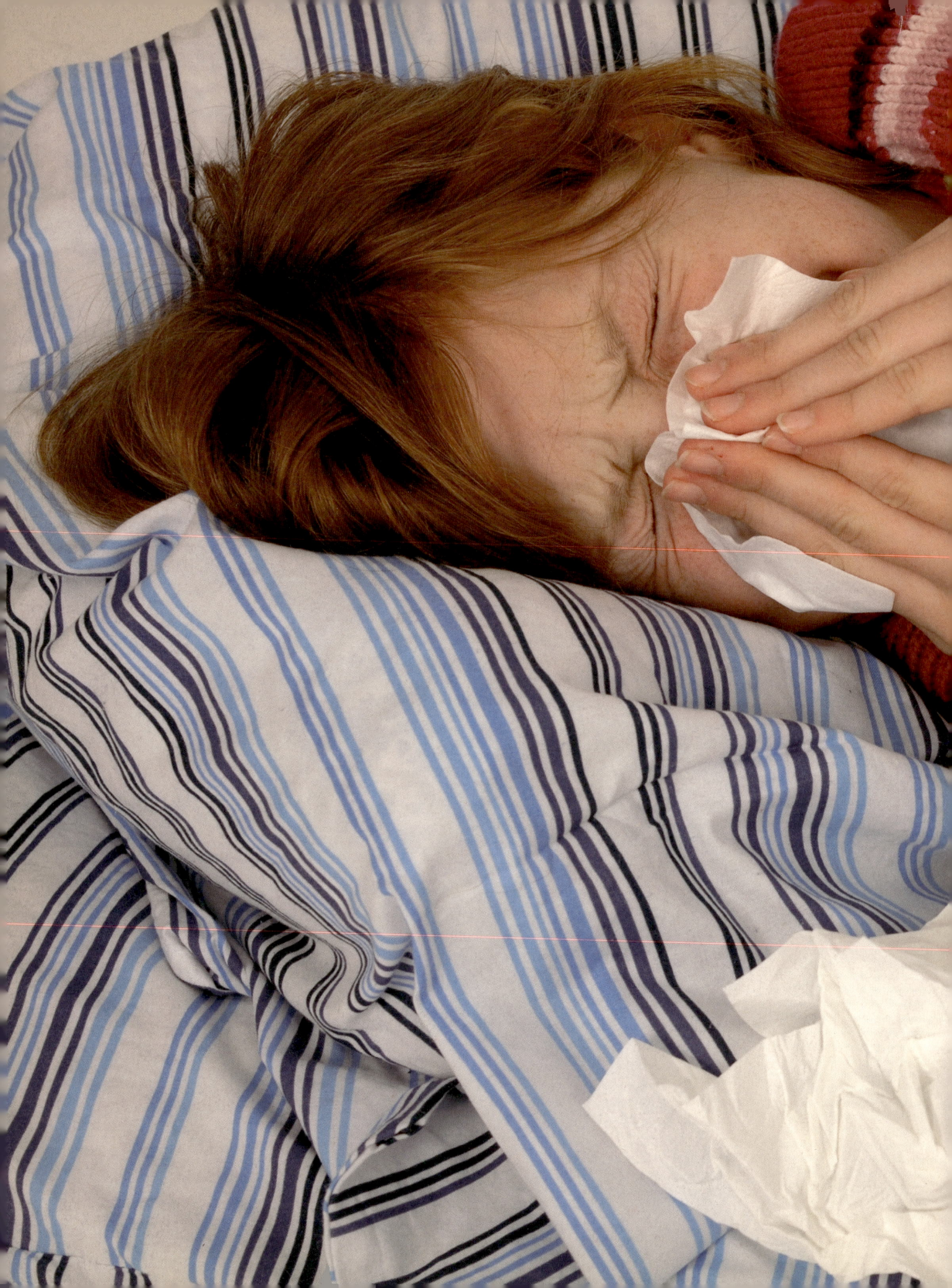

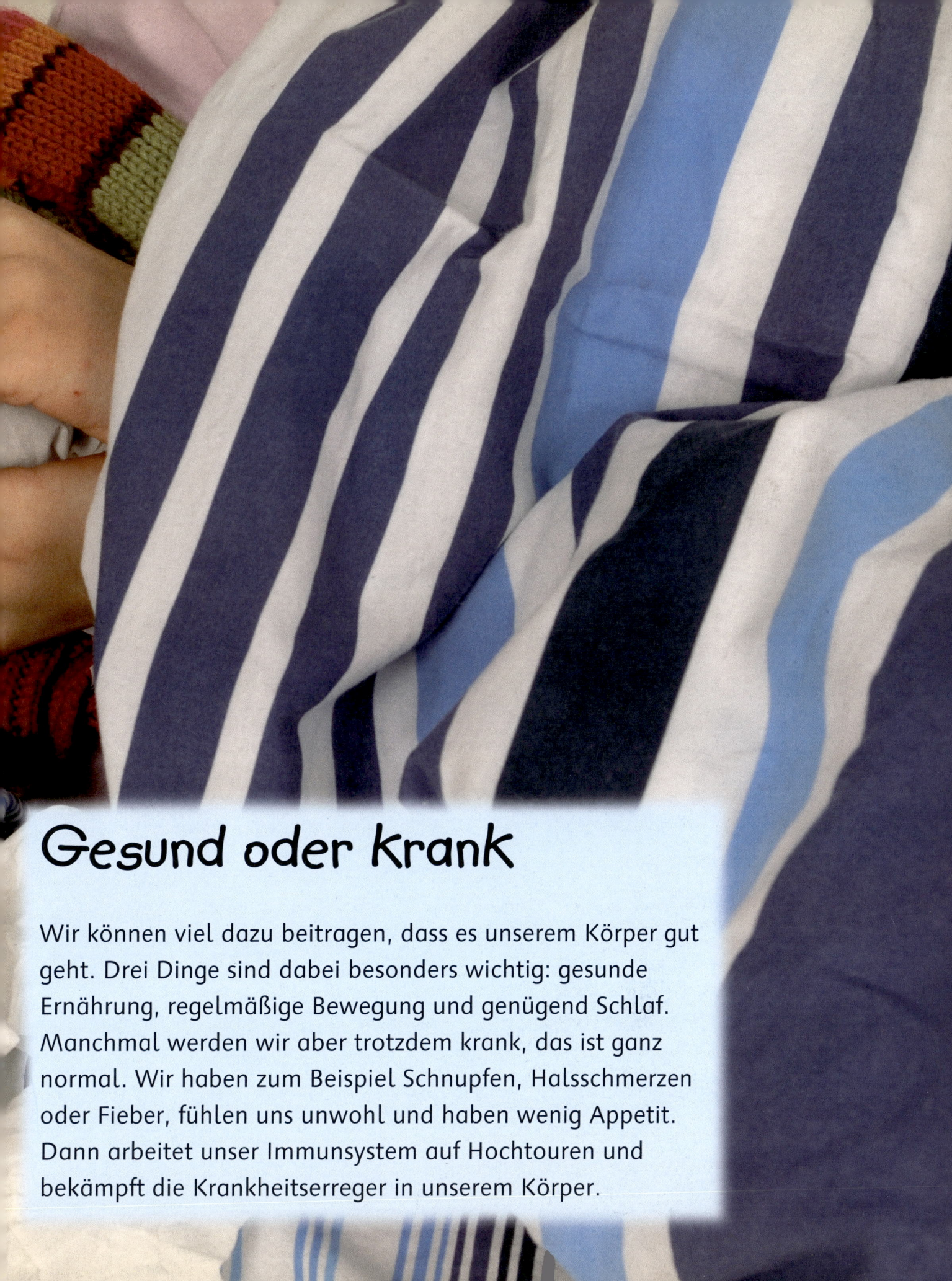

Gesund oder krank

Wir können viel dazu beitragen, dass es unserem Körper gut geht. Drei Dinge sind dabei besonders wichtig: gesunde Ernährung, regelmäßige Bewegung und genügend Schlaf. Manchmal werden wir aber trotzdem krank, das ist ganz normal. Wir haben zum Beispiel Schnupfen, Halsschmerzen oder Fieber, fühlen uns unwohl und haben wenig Appetit. Dann arbeitet unser Immunsystem auf Hochtouren und bekämpft die Krankheitserreger in unserem Körper.

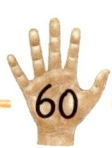

Ernährung

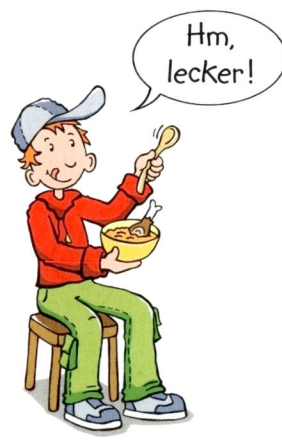

Kaum zu glauben

Im Durchschnitt essen wir etwa 86 Kilogramm Brot, Brötchen und Gebäck im Jahr.

Für unsere Gesundheit und unser Wohlbefinden ist es sehr wichtig, dass wir uns gesund und ausgewogen ernähren. Dann erhält der Körper alle Nährstoffe, die er braucht. Wenn er diese Nährstoffe abbaut und verbrennt, wird Energie frei. Diese Energie benötigen wir, damit die Muskeln arbeiten und unsere Körpertemperatur konstant bleibt. Außerdem sorgen die Nährstoffe dafür, dass sich die Zellen erneuern und unser Körper wächst.

Wichtige Nährstoffe

Alle Nahrungsmittel lassen sich nach ihren Inhaltsstoffen in bestimmte Gruppen einteilen. Die wichtigsten Nährstoffe sind Kohlenhydrate, Eiweiße, Fette, Vitamine und Mineralstoffe.

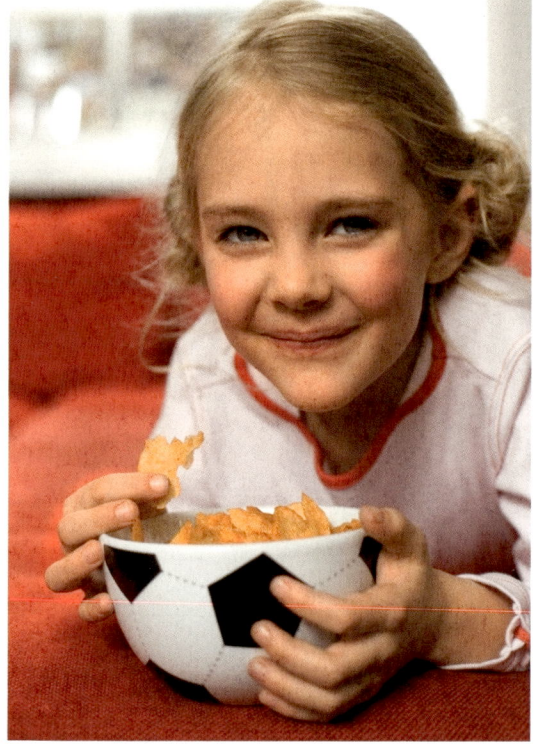

Chips enthalten sehr viel Fett und sollten deshalb, wie auch Süßigkeiten, die Ausnahme bleiben.

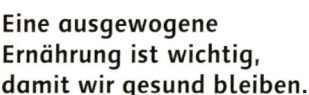

Hm, lecker!

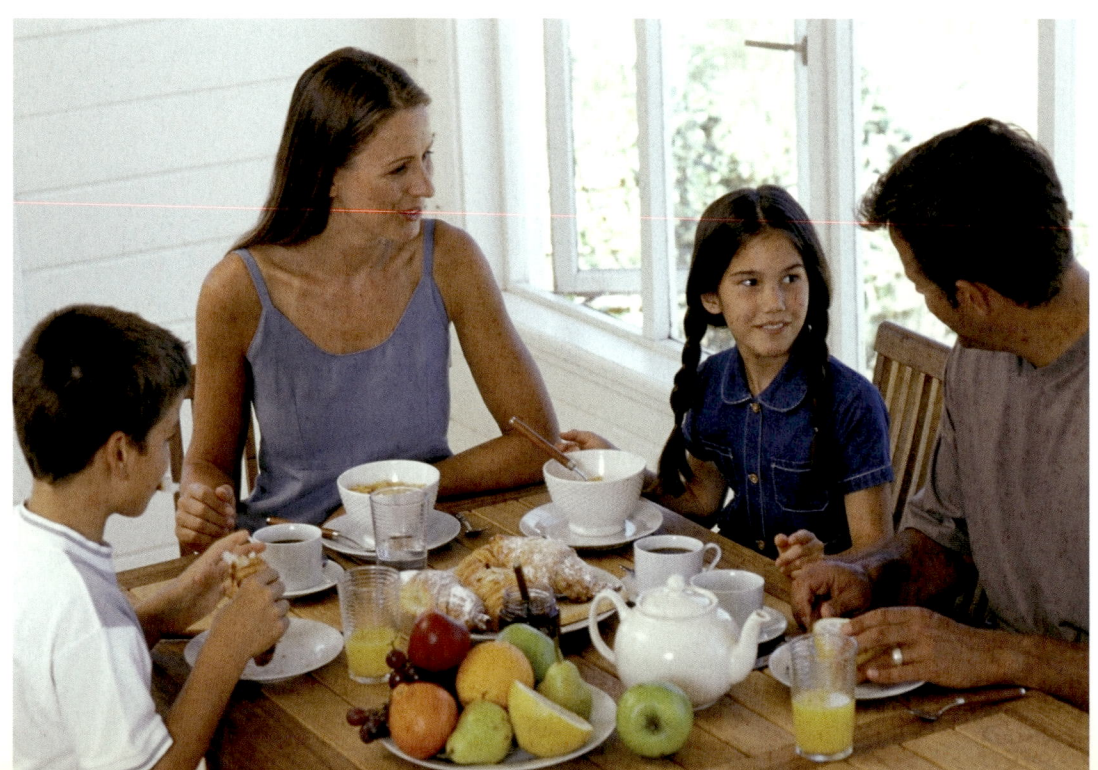

Eine ausgewogene Ernährung ist wichtig, damit wir gesund bleiben.

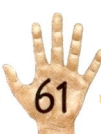

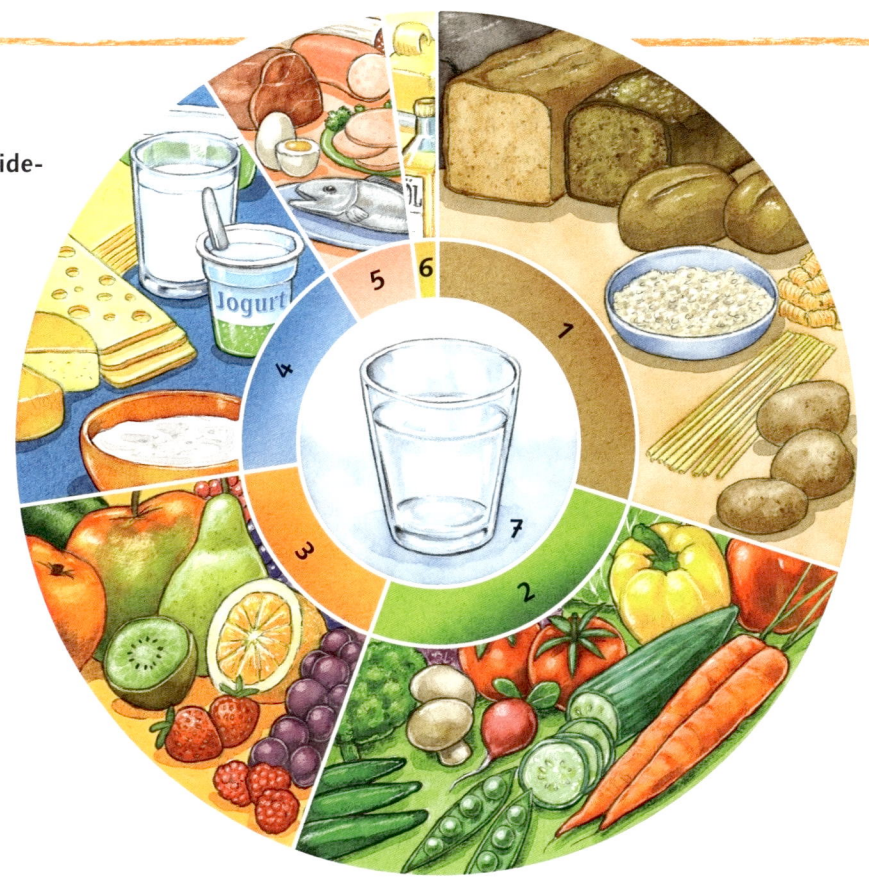

1 Getreide, Getreide-
  erzeugnisse,
  Kartoffeln
2 Gemüse, Salat
3 Obst
4 Milch, Milch-
  produkte
5 Fleisch,
  Wurst,
  Fisch, Eier
6 Fette, Öle
7 Getränke

Knack den Code!

11. Was ist in Chips reichlich enthalten?
(1. Buchstabe)

Die Lebensmittel im Kreis sind, je nach Nährstoffgehalt, in 7 Gruppen eingeordnet. Je größer der Anteil einer Gruppe am Kreis ist, desto mehr sollte man davon pro Tag essen.

Vollwertige Ernährung

Um sich ausgewogen und vollwertig zu ernähren, muss man nur ein paar einfache Regeln kennen und einhalten. Wir sollten täglich frisches Obst, Salat, Gemüse und Getreide, außerdem Käse und Milchprodukte wie Joghurt oder Quark essen. Fleisch, Wurst, Fisch und Eier sollten dagegen nur ein- bis zweimal pro Woche auf den Tisch kommen. Fetthaltige und süße Speisen sollten wir möglichst wenig essen.

Trinken nicht vergessen

Für unseren Körper ist es auch sehr wichtig, dass er ausreichend Flüssigkeit bekommt, mindestens zwei Liter am Tag. Ideal sind Wasser, mit Wasser gemischte Fruchtsäfte oder ungesüßter Tee.

Wichtige Vitamine

	Wichtig für:	Z. B. enthalten in:
A	Augen, Haare, Haut, Zahnfleisch	Spinat, Milch, Butter, Karotten, Eier
B1	Nerven, Herz, Verdauung, Wundheilung	Nüsse, Kartoffeln, Vollkornmehl, Naturreis
B2	Haut, Haare, Nägel, Wachstum	Milch, Vollkornbrot, Fisch, Salat
C	Abwehrsystem, Knochen, Wundheilung	Paprika, Sanddorn, Petersilie, Kiwis
D	Aufbau von Knochen und Zähnen	Fleisch, Butter, Milch, Fisch
E	Haut, Muskelbildung, Zellfunktion	Spinat, Eigelb, Pflanzenöl, Getreide

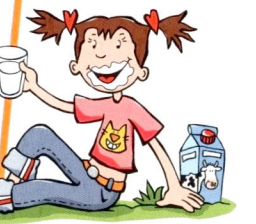

Milch enthält viel Kalzium. Das ist gut für unsere Knochen!

Lies mal weiter!
Seite 30, 32, 40

Bewegung und Sport

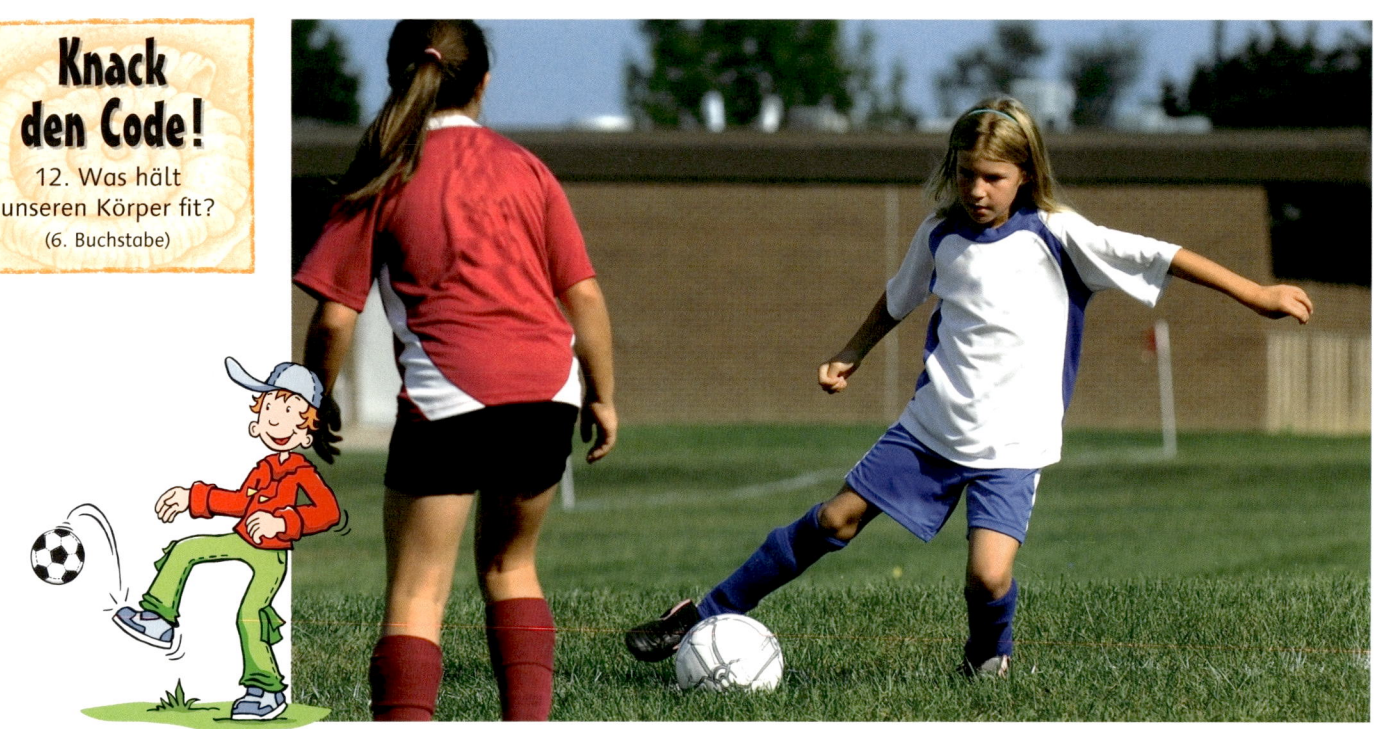

Fußball ist eine der beliebtesten Sportarten – auch bei vielen Mädchen.

Heute war ich mit Lena und ihrem großen Bruder Tom in einer Kletterhalle. Das hat so viel Spaß gemacht. Man kriegt da richtig Kraft. Aber man muss auch gelenkig sein und sich total konzentrieren. Erst hat Tom uns erklärt, worauf wir achten müssen, wie man sichert und so. Dann haben wir es selbst ausprobiert. Wir waren schon richtig gut, sagt Tom. Lena und ich wollen jetzt regelmäßig klettern. Dann schaffen wir es bestimmt auch bald bis ganz oben!

Egal, ob Radfahren, Schwimmen, Laufen, Ballett oder Fußball – wichtig ist, dass wir uns regelmäßig bewegen. Denn Sport und Bewegung sind wichtig für unsere Gesundheit und unser Wohlbefinden.

Bewegung hält fit

Leider bewegen sich viele Menschen heute zu wenig. Das gilt auch für Kinder, vor allem für Schulkinder. Zuerst sitzt man viele Stunden in der Schule, nachmittags geht es oft weiter vor dem Fernseher oder dem Computer. Dabei braucht unser Körper viel Bewegung an der frischen Luft. Denn die Folgen von zu wenig Bewegung sind: Übergewicht und schlechte körperliche Fitness.

Was bewirkt Sport?

Dass Sport Spaß macht und gut für die Stimmung ist, hat bestimmt jeder selbst schon einmal erlebt. Wenn wir uns bewegen, werden in unserem Körper das Herz-Kreislauf-System und die Durchblutung angeregt. Auch unsere Verdauung und der Stoffwechsel funktionieren besser. Sehen kann man das nicht, spüren aber schon. Äußerlich sichtbar sind dagegen die kräftigen Muskeln, die wir bei regelmäßigem Sport bekommen. Auch unsere Sehnen und Bänder werden gestärkt.

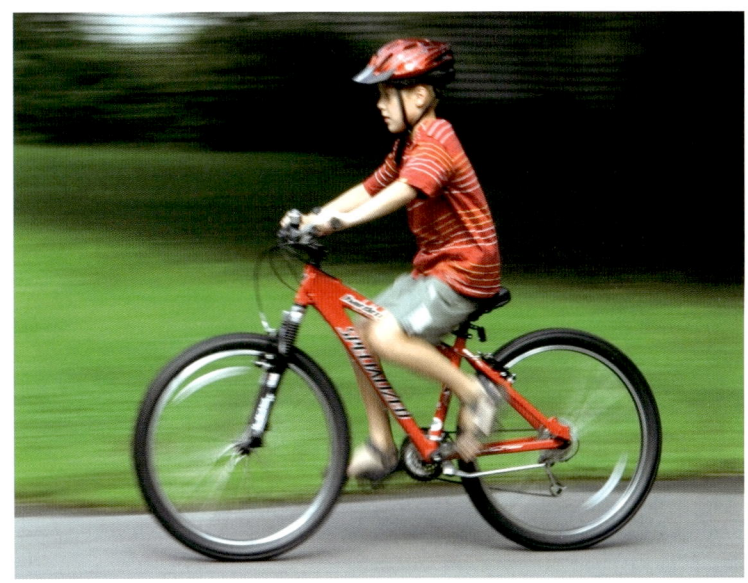

Beim Radfahren trainieren wir unsere Ausdauer.

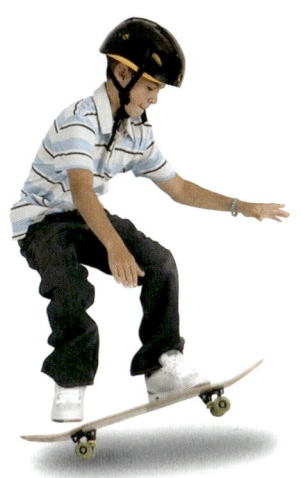

Beim Skateboardfahren braucht man einen guten Gleichgewichtssinn.

Starke „Abwehr"

Wenn wir uns das ganze Jahr über viel draußen bewegen, schützt das den Körper auch vor manchen Krankheiten. Erkältungen, Husten und Halsschmerzen bekommen wir zum Beispiel deutlich seltener, denn unser Immunsystem wird gestärkt. Und in der Schule kann man besser aufpassen und sich leichter konzentrieren.

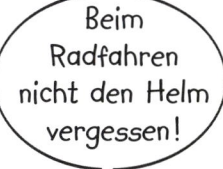

Beim Radfahren nicht den Helm vergessen!

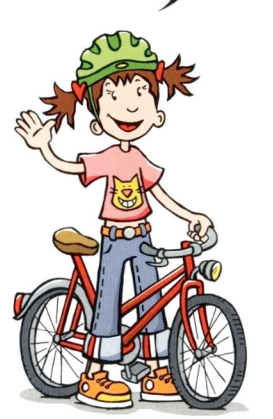

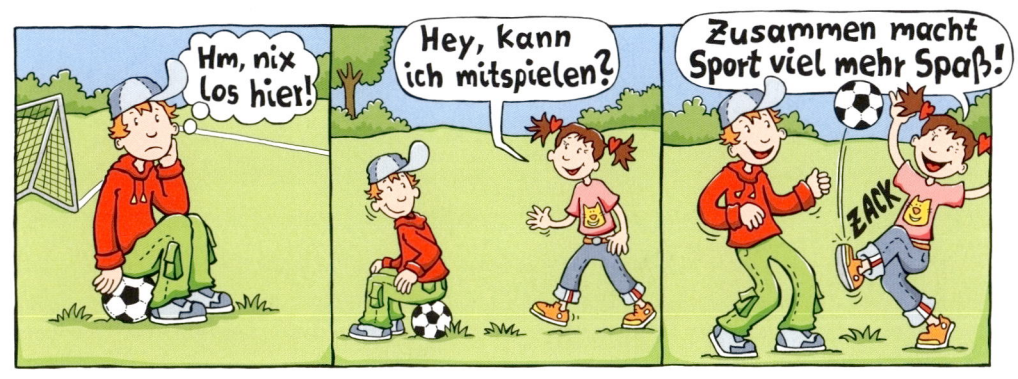

Lies mal weiter!
Seite 16, 26, 68

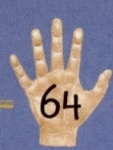

Schlaf und Erholung

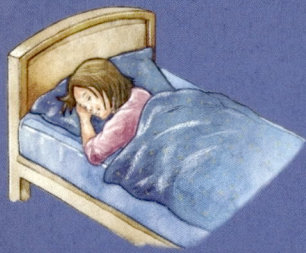

Nach dem Einschlafen, kommen wir als Erstes in den Leichtschlaf.

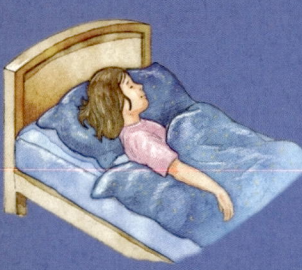

Der Tiefschlaf ist wichtig für die Erholung und Reparatur unserer Zellen.

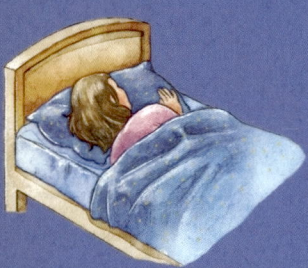

REM-Phase: In dieser Schlafphase träumen wir. Der Körper ist aktiver.

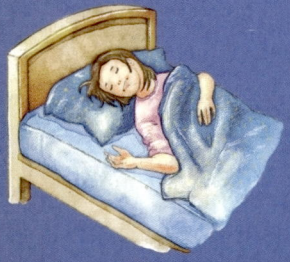

Nach ausreichend Schlaf werden wir morgens in einer REM-Phase wach.

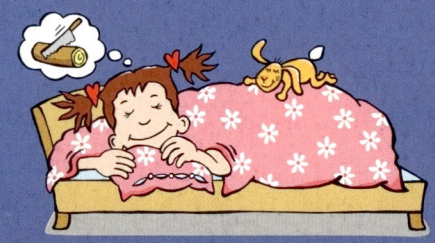

Genauso wichtig wie für unseren Körper Sport und Bewegung sind, ist es auch, sich zu erholen und nachts genug zu schlafen.

Die Schlafphasen

Jede Nacht durchlaufen wir drei verschiedene Schlafphasen: Leichtschlaf, Tiefschlaf und die sogenannten REM-Phasen. Diese Phasen durchlaufen wir mehrmals jede Nacht in unterschiedlicher Länge, aber immer in der gleichen Reihenfolge. Beim Einschlafen kommen wir zuerst in den Leichtschlaf, eine Art Übergang zwischen Wachsein und Schlafen. Danach setzt die erste Tiefschlafphase ein. Atmung, Blutdruck und Herzfrequenz verlangsamen sich, die Muskeln entspannen sich. Dann folgt eine kurze REM-Phase, in der unser Körper wieder aktiver wird – wir träumen. Typisch für diese Phasen sind schnelle Bewegungen der Augen unter den Lidern. Im Laufe der Nacht werden die Tiefschlafphasen immer kürzer. Die REM- und die Leichtschlafphasen werden länger, bis wir am Morgen wieder aufwachen.

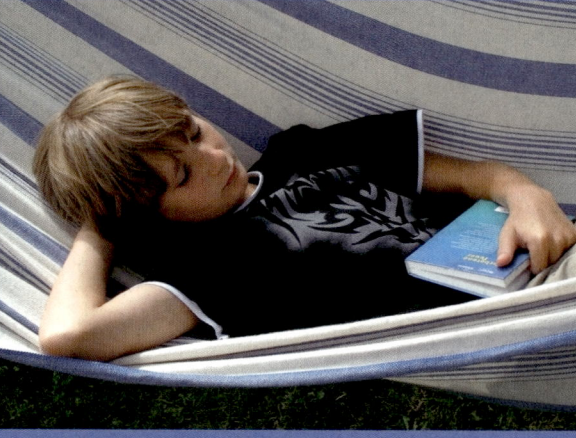

Auch Kinder brauchen Zeit, um sich zu erholen.

Warum wir schlafen

Während wir schlafen, erholt sich der Körper von den Anstrengungen des Tages. Das Gehirn befindet sich in einer Art Ruhezustand.

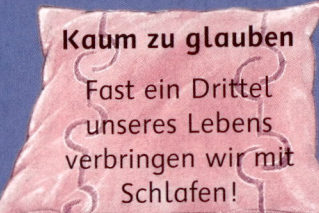

Kaum zu glauben
Fast ein Drittel unseres Lebens verbringen wir mit Schlafen!

Gleichzeitig gelangt über das Blut ein Hormon in den Körper, das bei Kindern das Wachstum fördert und bei Erwachsenen dafür sorgt, dass sich die Körperzellen erneuern. Das passiert in den Tiefschlafphasen, die für unseren Körper die nötige Erholung bringen. Für unsere Seele sind die REM-Phasen wichtig, weil wir in diesen Schlafphasen träumen. In unseren Träumen verarbeiten wir die Eindrücke und Erlebnisse des Tages.

Erholung für den Körper

Auch der Alltag von Kindern kann schon ganz schön anstrengend sein: vormittags in der Schule lernen und nachmittags Hausaufgabe machen. Umso wichtiger ist es, jeden Tag auch etwas Zeit zum Spielen, für Bewegung und Hobbys zu haben. Frische Luft und Bewegung sind gut für die körperliche Entwicklung, das Wohlbefinden und unser Abwehrsystem.

Welcher Teil unseres Gehirns ist für das Sprechen zuständig?
➡ Seite 20/21
Wie können wir unser Immunsystem stärken?
➡ Seite 68/69

Du entscheidest selbst!

Wie viel Schlaf brauchen wir?

Baby: ca. 16–17 Stunden
Kleinkind: ca. 11–13 Stunden
Schulkind: ca. 9–10 Stunden
Jugendlicher: ca. 8–9 Stunden
Erwachsener: ca. 7–8 Stunden

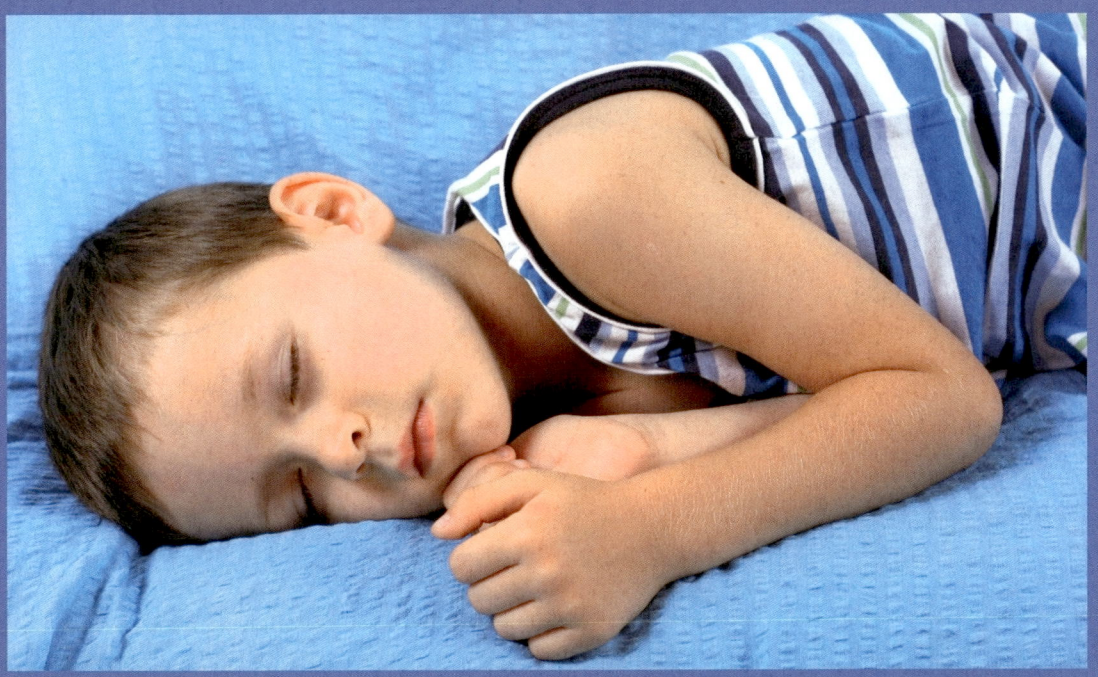

In den ersten Lebensjahren brauchen Kinder auch einen Mittagsschlaf.

Lies mal weiter!
Seite 20, 54, 70
www.expedition.wissen.de
Lernen im Schlaf

Körperpflege

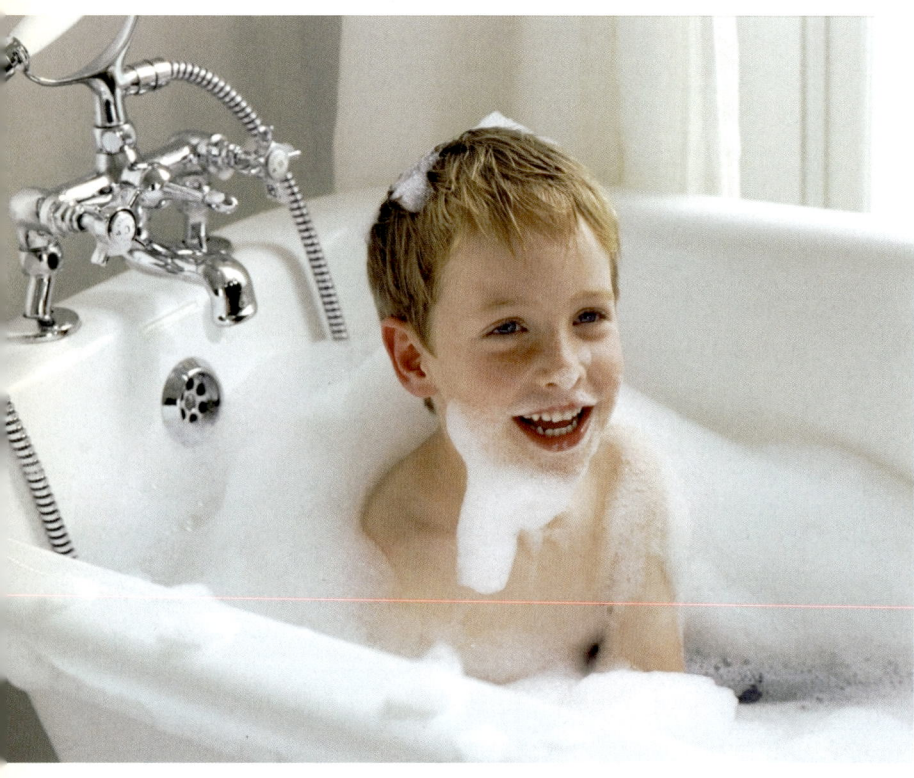

Tägliches Waschen muss sein, zu häufiges Duschen oder Baden trocknet die Haut aus.

Gemütlich in der Badewanne liegen ist wunderbar entspannend. Eine kühle Dusche an einem heißen Sommertag tut gut. Lästiger ist da schon das tägliche Zähneputzen oder die Nagelpflege. Aber wir fühlen uns wohler, wenn unser Körper sauber und gepflegt ist. Außerdem sind das tägliche Waschen und auch das Händewaschen sehr wichtig für unseren Körper, denn es schützt uns vor Krankheitserregern.

Jeden Tag gelangen Schmutz, Staub und Keime an unsere Haut. Wenn man schwitzt wie zum Beispiel beim Sport, können sich die Keime auf der feuchten und schmutzigen Haut vermehren und uns sogar krank machen. Daher müssen wir sie regelmäßig abspülen.

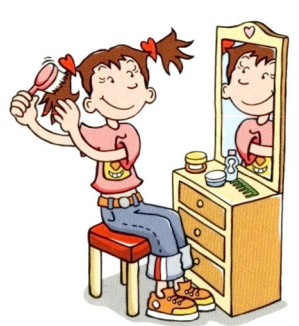

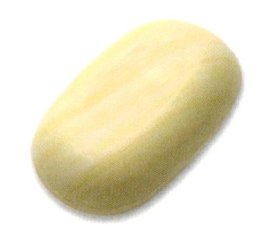

Je länger die Haare sind, desto mehr Pflege brauchen sie.

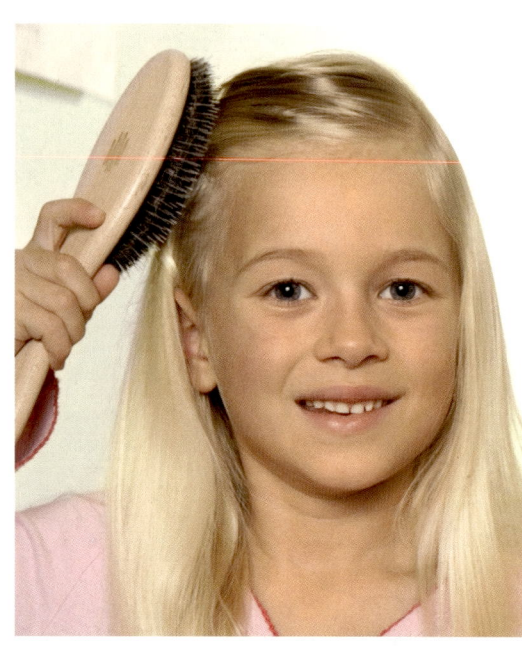

Haare und Nägel

Wenn wir unsere Haare regelmäßig bürsten oder kämmen und ein- bis zweimal in der Woche mit einem milden Shampoo waschen, bleiben sie gesund und schön. Und auch unsere Finger- und Fußnägel sollten wir sauber machen und regelmäßig schneiden.

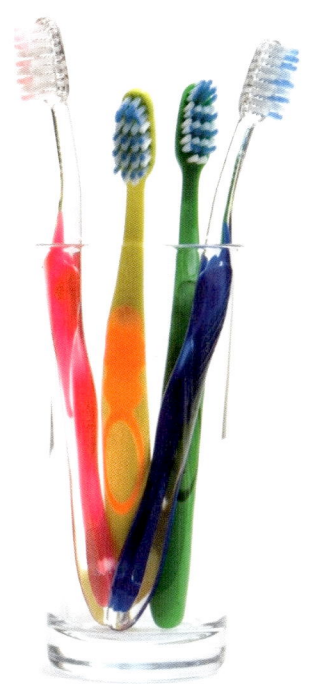

Etwa alle drei Monate sollte man die Zahnbürste wechseln.

Zähne putzen

Auch wenn man gute Zähne hat, ist regelmäßiges Zähneputzen Pflicht: mindestens zweimal, besser dreimal am Tag, jeweils drei Minuten. Beim Zähneputzen werden Essensreste und Zahnbelag, der Karies fördert, entfernt, außerdem wird das Zahnfleisch massiert. Damit sich auf der Zahnbürste keine Bakterien sammeln, sollte sie ungefähr alle drei Monate ausgetauscht werden.

Vorsicht, Karies!

Wenn die Zähne nicht richtig geputzt werden, siedeln sich Bakterien in den Zahnbelägen an. Sie verdauen Zucker und andere Kohlehydrate aus den Essensresten und scheiden als Abfallprodukt Säuren aus, die den Zahnschmelz aufweichen.

Karies bildet sich, kleine Löcher entstehen, in denen sich neue Speisereste sammeln. Spätestens jetzt sollte man zum Zahnarzt gehen!

Zahnspange

Manchmal wachsen die Zähne bei Kindern nicht so, wie sie sollten. Dann braucht man eine Zahnspange. Man trägt sie eine bestimmte Zeit, bis die Zähne schön gerade stehen.

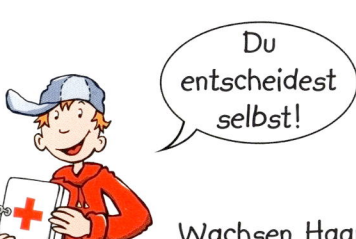

Du entscheidest selbst!

Wachsen Haare und Nägel unser ganzes Leben?
➡ Seite 22/23
Was gehört in eine Hausapotheke? ➡ Seite 70/71

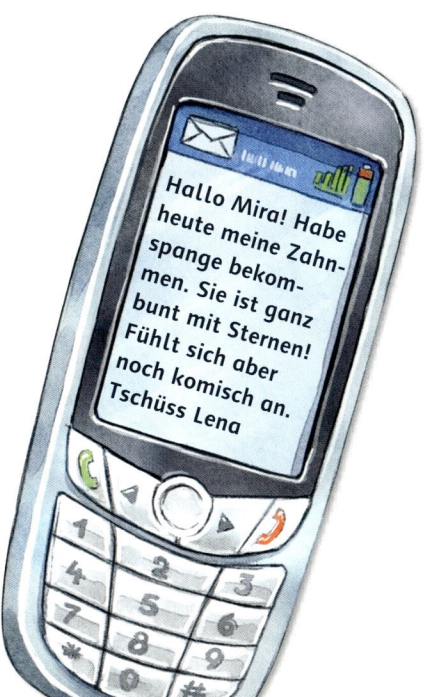

Hallo Mira! Habe heute meine Zahnspange bekommen. Sie ist ganz bunt mit Sternen! Fühlt sich aber noch komisch an. Tschüss Lena

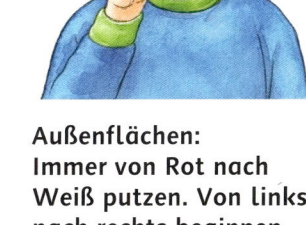

Außenflächen:
Immer von Rot nach Weiß putzen. Von links nach rechts beginnen.

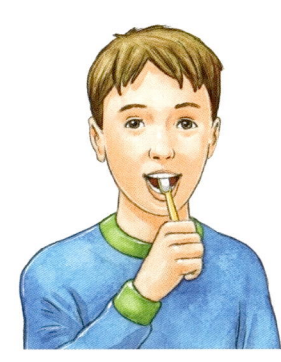

Innenflächen:
Mit kleinen kreisenden Rüttelbewegungen von links nach rechts.

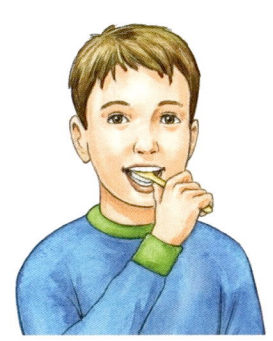

Kaufläche:
Mit kreisenden Rüttelbewegungen von links nach rechts putzen.

Lies mal weiter!
Seite 14, 32, 62

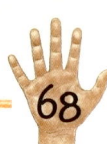

Das Immunsystem

Knack den Code!

13. Welcher Teil des Immunsystems macht Keime unschädlich?
(1. Buchstabe)

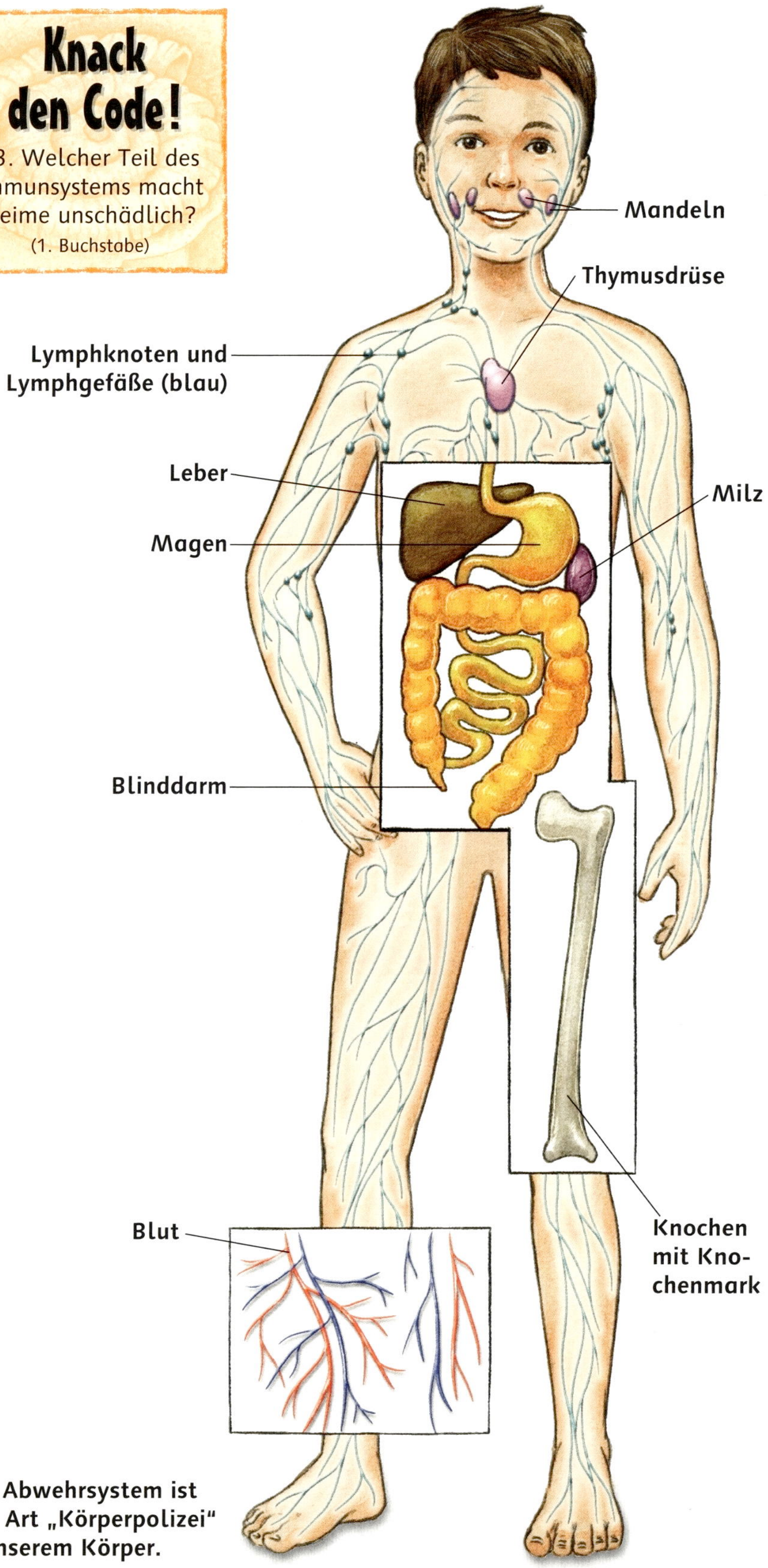

Mandeln

Thymusdrüse

Lymphknoten und Lymphgefäße (blau)

Leber

Magen

Milz

Blinddarm

Knochen mit Knochenmark

Blut

Das Abwehrsystem ist eine Art „Körperpolizei" in unserem Körper.

Ständig versuchen schädliche Eindringlinge in unseren Körper zu gelangen und sich dort zu vermehren. Das können Bakterien, Viren, Pilze oder Parasiten wie etwa Würmer sein. Doch unser Körper hat einen natürlichen Schutz dagegen, das Immun- oder Abwehrsystem.

Wirksame Abwehr

Unser Körper hat verschiedene Schutzbarrieren, die ihn vor Krankheitserregern schützen. Viele Keime in der Luft werden von der Haut abgehalten. Der Magen zerstört durch die Magensäure die meisten Bakterien in Lebensmitteln. Und auch im Darm werden bestimmte Erreger bekämpft. Gelangen die Erreger trotzdem in den Körper, treffen sie dort auf ein wirksames Abwehrsystem. Sehr wichtig dafür sind die weißen Blutkörperchen, die den Eindringling erkennen und bekämpfen. Sie werden im Knochenmark gebildet und vom Blut transportiert. In Mandeln, Milz, Blinddarm und Lymphknoten befindet sich eine Unterart der weißen Blutkörperchen. Und in der Thymusdrüse werden weitere Immunzellen auf Erreger vorbereitet. Die Leber schließlich entgiftet den Körper.

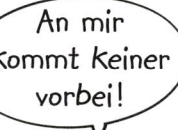

An mir kommt keiner vorbei!

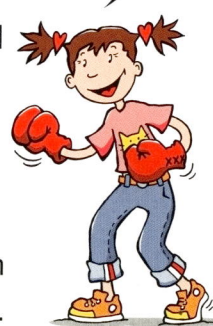

Immun gegen Krankheiten

Stimmt es, dass man manche Krankheiten nur einmal bekommt?
Ja, das stimmt. Zum Beispiel Masern oder Mumps.
Und warum ist das so?
Wenn man diese Krankheiten einmal hatte, ist man dagegen immun.
Was heißt immun genau?
Unser Körper bildet bei der ersten Erkrankung Antikörper, die die Krankheitserreger unschädlich machen. Dringt der Erreger später wieder in den Körper ein, erkennt das Immunsystem ihn und kann den Ausbruch der Krankheit verhindern.
Ah, das ist ja wirklich toll! Vielen Dank, Dr. Fröhlich.

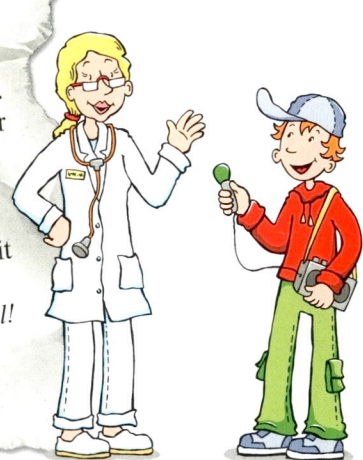

Starke Abwehrtruppe

Neben den weißen Blutkörperchen, die Eindringlinge im Körper bekämpfen, sind die Antikörper ein weiterer wichtiger Teil des Immunsystems. Sie heften sich an die Oberfläche von Keimen und machen sie dadurch unschädlich. Manchmal bekommen wir dann Fieber. Denn Fieber ist auch eine Abwehrreaktion des Körpers, die verhindert, dass sich die Bakterien vermehren können.

Das Abwehrsystem stärken

Wie gut unser Immunsystem funktioniert, hängt von verschiedenen Faktoren ab: Wenn wir uns ausgewogen ernähren, viel bewegen und genügend schlafen, ist unsere Abwehr stark. Schädliche Umwelteinflüsse und ungünstige Lebensgewohnheiten schaden dem Immunsystem. Bei Babys ist das Abwehrsystem allerdings noch nicht richtig entwickelt und bei älteren Menschen oft geschwächt.

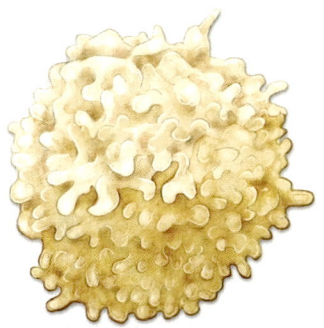

Kaum zu glauben

Unser Körper hat etwa 35 Milliarden weiße Blutkörperchen!

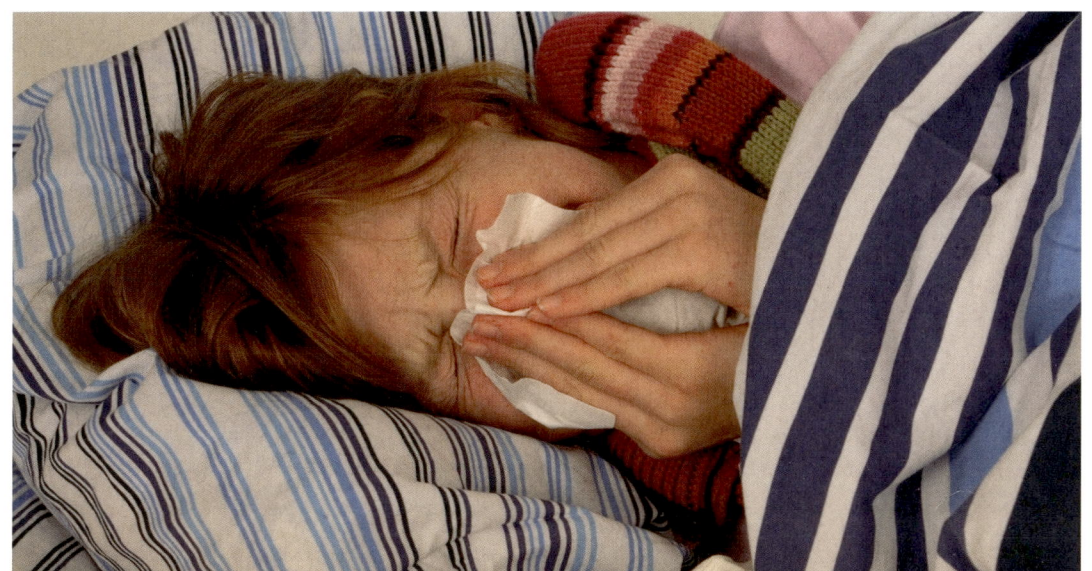

Wir werden krank, wenn es den Krankheitserregern gelingt, sich im Körper zu vermehren.

Lies mal weiter!
Seite 26, 28, 60
www.expedition.wissen.de
Allergien

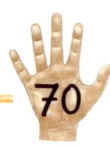

Beim Arzt

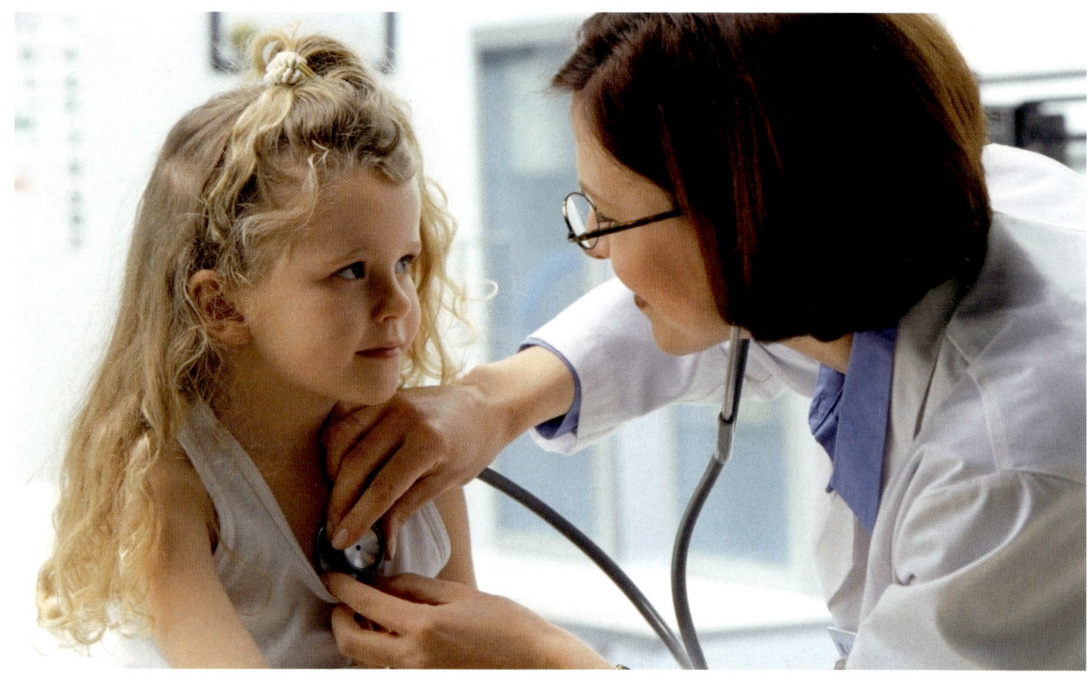

Kinder sollten regelmäßig vom Arzt untersucht werden.

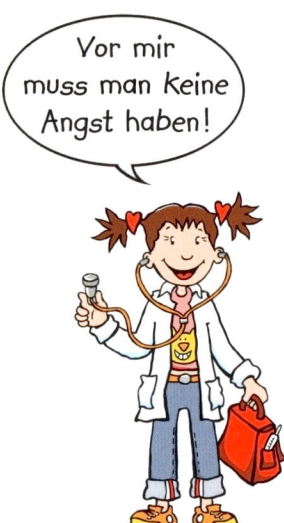

Vor mir muss man keine Angst haben!

Alle Kinder sollten regelmäßig vom Kinderarzt untersucht werden. Das ist wichtig, um festzustellen, ob sie sich ihrem Alter entsprechend entwickeln. Außerdem impft er sie gegen bestimmte Krankheiten wie Kinderlähmung oder Röteln.

Manche Krankheiten wie Masern, Mumps oder Windpocken bekommen fast alle Kinder einmal im Leben. Deshalb nennt man sie auch Kinderkrankheiten. Andere häufig vorkommende Krankheiten bei Kindern sind zum Beispiel Erkältungen mit Fieber oder Bauchschmerzen.

Im Krankenhaus

In bestimmten Situationen kann es auch nötig sein, dass man für ein paar Tage ins Krankenhaus kommt. Operationen, wie zum Beispiel das Entfernen des Blinddarms, werden fast immer in einem Krankenhaus durchgeführt. Aber auch manche Krankheiten können im Krankenhaus besser behandelt werden. Dort wird man genau beobachtet und richtig versorgt.

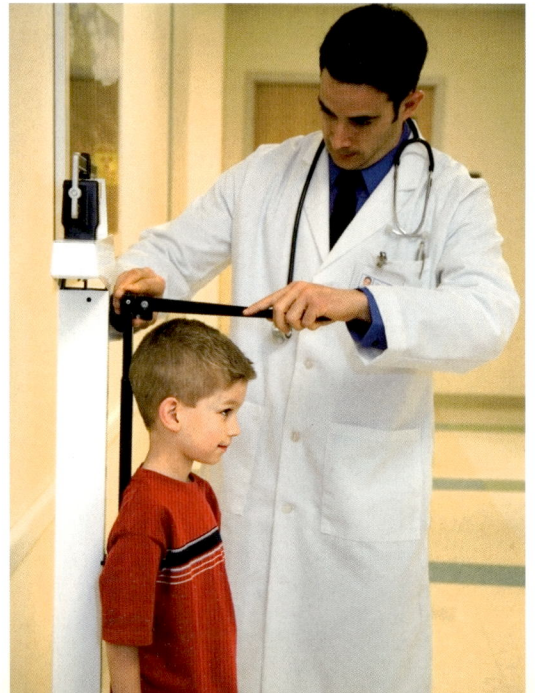

Zur Vorsorge beim Kinderarzt gehört auch das Messen.

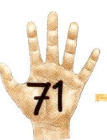

Erste Hilfe

Wenn man draußen spielt und Sport treibt, kann es manchmal zu Unfällen und Verletzungen kommen. Eine gute Versorgung der Verletzungen ist wichtig, damit sie problemlos heilen. Dafür sollte man zu Hause eine Hausapotheke oder einen Erste-Hilfe-Kasten haben. Verschmutzte Wunden werden mit fließendem Wasser gereinigt, Fremdkörper wie Steinchen mit einer Pinzette entfernt. Dann wird die Wunde mit einer Wundcreme desinfiziert. Zuletzt wird sie mit Pflaster oder einem sterilen Verband geschützt. Bei größeren Wunden sollte man aber immer zum Arzt gehen!

Grundausstattung für die Hausapotheke

1 Fieber- bzw. Schmerzzäpfchen oder -tabletten
2 Halsschmerztabletten
3 Durchfallmittel
4 Hustensaft
5 Nasentropfen oder -spray
6 Gel gegen Juckreiz, Sonnenbrand, Insektenstiche
7 Sportsalbe z. B. für Prellungen
8 Wund- und Brandgel oder -salbe
9 Wunddesinfektionsspray
10 Fieberthermometer
11 Pflaster
12 Mullbinden
13 Wundkompressen
14 Pinzette
15 Schere

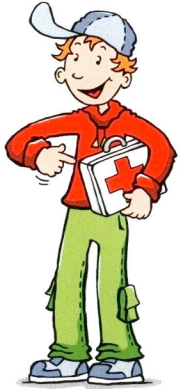

Das gehört in die Hausapotheke!

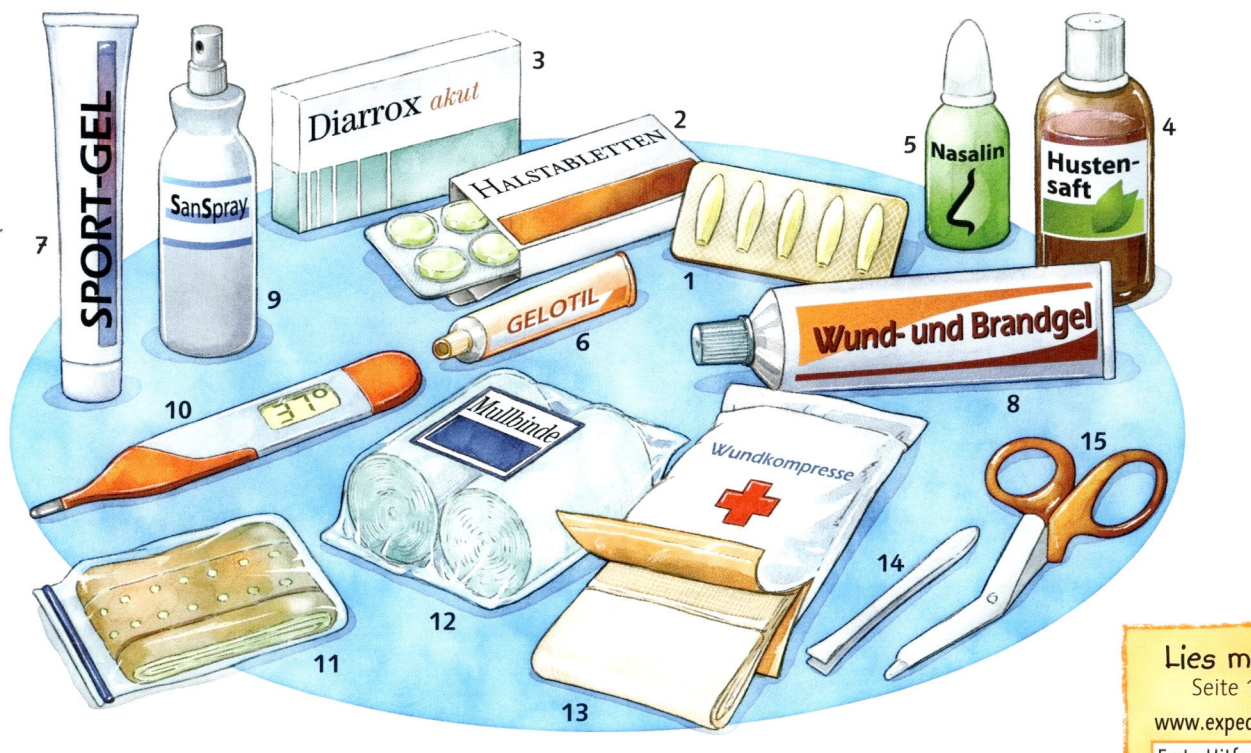

Lies mal weiter!
Seite 16, 30, 32
www.expedition.wissen.de

Erste Hilfe

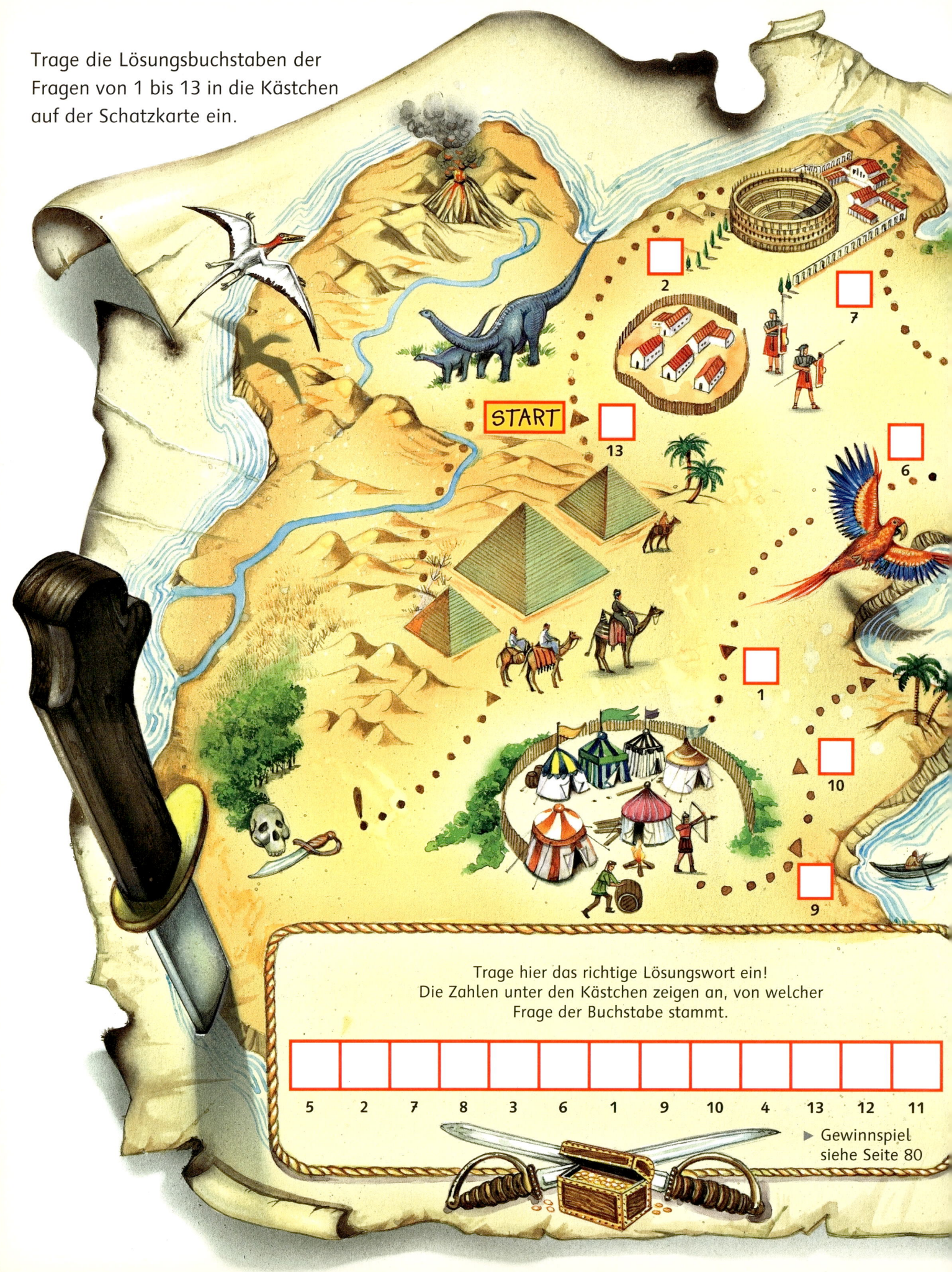

Trage die Lösungsbuchstaben der Fragen von 1 bis 13 in die Kästchen auf der Schatzkarte ein.

START

Trage hier das richtige Lösungswort ein!
Die Zahlen unter den Kästchen zeigen an, von welcher Frage der Buchstabe stammt.

| 5 | 2 | 7 | 8 | 3 | 6 | 1 | 9 | 10 | 4 | 13 | 12 | 11 |

▶ Gewinnspiel siehe Seite 80

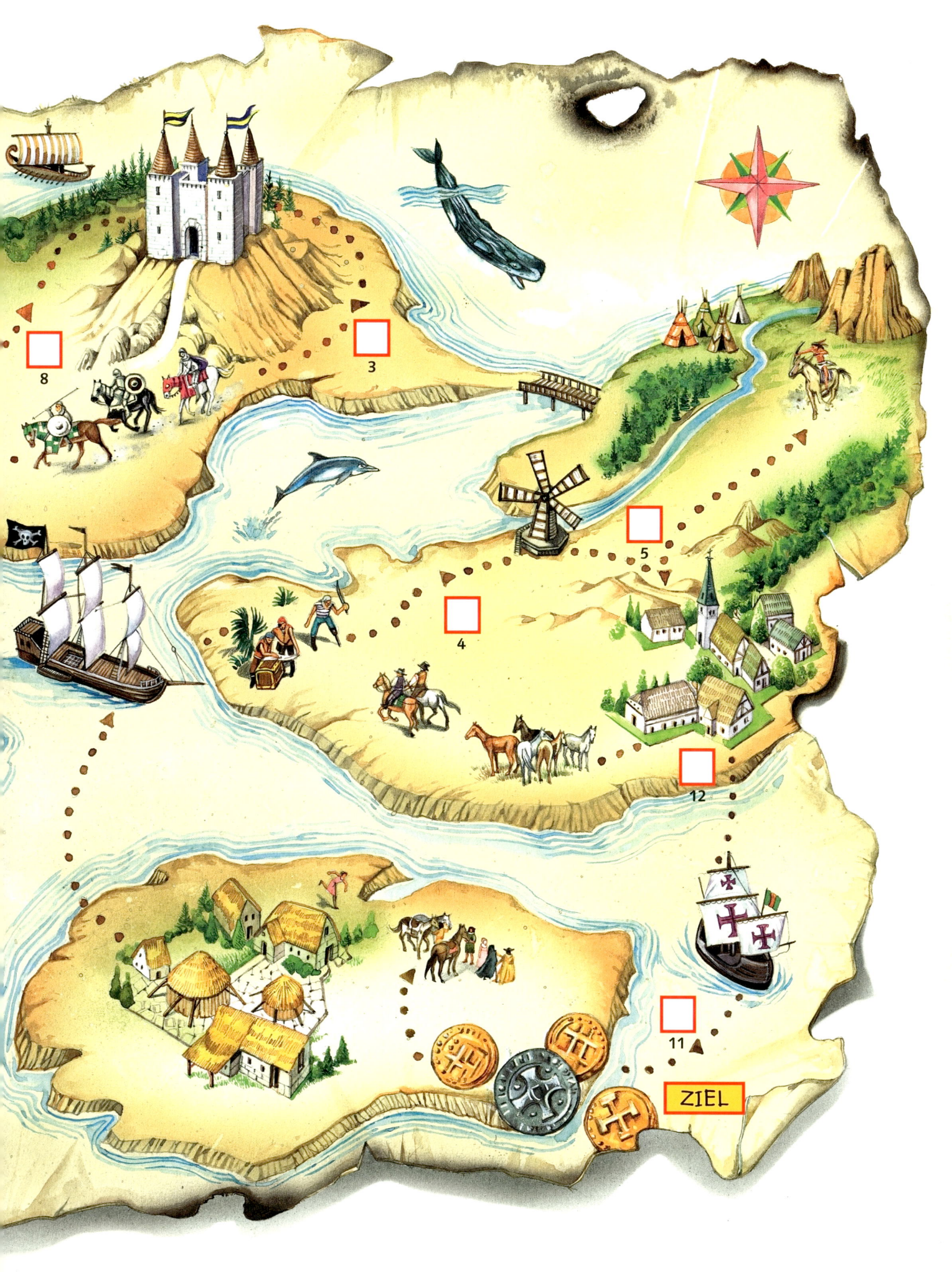

8

3

5

4

12

11

ZIEL

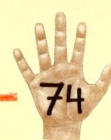

Verblüffendes und Rekorde

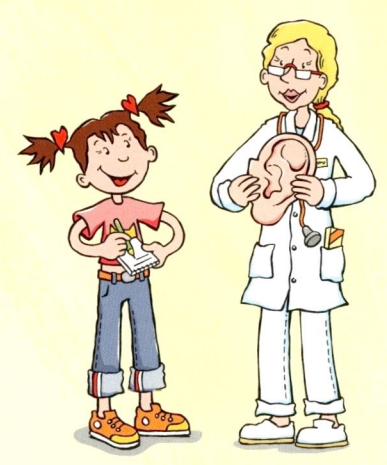

Der kleinste Knochen ...

... befindet sich im Ohr. Im Mittelohr gibt es drei winzige Gehörknöchelchen, einer davon ist der Steigbügel. Er ist nur halb so groß wie ein Reiskorn.

Der größte Knochen ...

... unseres Körpers ist der Oberschenkelknochen. Er reicht vom Hüftgelenk bis zum Knie und ist bei Erwachsenen zwischen 46 und 50 Zentimeter lang.

Das größte und schwerste Organ ...

... des Menschen ist die Haut: Sie wiegt zwischen drei und fünf Kilogramm und ist etwa zwei Quadratmeter groß.

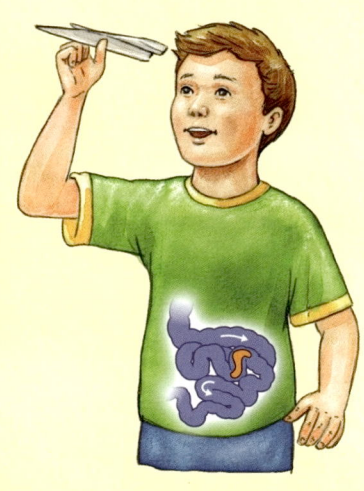

Das längste Organ ...

.... des Menschen ist der Darm: Er ist zwischen sieben und acht Meter lang.

Zehennägel ...

... wachsen im Monat etwa 1 Millimeter, Fingernägel dagegen ca. drei Millimeter pro Monat.

Wir atmen ...

... immer nur durch ein Nasenloch. Etwa alle 15 Minuten wird gewechselt.

Ein Mensch ...

... produziert pro Tag 1 bis 1,5 Liter Speichel und 2 Liter Magensäure.

... atmet im Laufe eines Lebens 1 Billion Mal.

... besitzt ca. 1,5 Millionen Riechzellen, ein Hund mehr als 200 Millionen.

Gegen Schluckauf hilft: ...

... mit Wasser gurgeln, lachen, den Atem anhalten, Salz auf die Zunge streuen, auf einem Bein stehen.

Unser Gehirn ...

... enthält 100 Milliarden Nervenzellen. Mit den Informationen, die du im Gehirn speichern kannst, könnte man 20 Millionen Bücher füllen.

Wir haben ...

... rund 100 000 Haare auf dem Kopf. Pro Tag verliert man bis zu 100 Haare.

Die Lungen ...

... liefern am Tag bis zu 20 000 Liter Frischluft.

Beim Schreiben ...

... benutzt man 57 Muskeln in Hand und Arm.

Man kann nicht ...

... gleichzeitig niesen und die Augen offen halten.

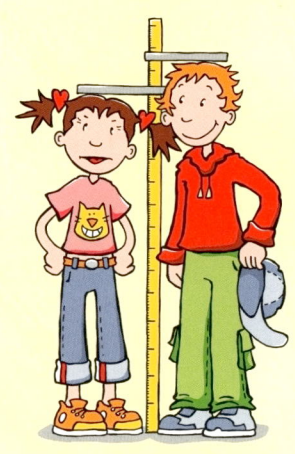

Abends ...

... ist man bis zu zwei Zentimeter kleiner, da tagsüber die Bandscheiben und die Wirbelsäule zusammengedrückt werden.

Der Fuß ...

... des Menschen ist genauso lang wie seine Elle (der Abstand vom Handgelenk bis zum Ellenbogen).

Bei Dunkelheit ...

... sehen Katzen um etwa 50 Prozent besser als der Mensch.

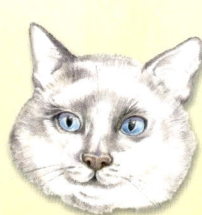

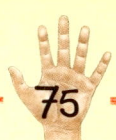

Internetadressen

Suchmaschinen
http://www.milkmoon.de
http://www.blinde-kuh.de
http://www.trampeltier.de
http://www.helles-koepfchen.de
http://www.kindercampus.de/
  clikks

Kindermuseum Hamburg
Seinen Körper erfahren und
be-greifen – das kann man in der
Ausstellung „Treffpunkt Körper"
des Kindermuseums Hamburg.
Hier kann man zum Beispiel seine
Reaktionsgeschwindigkeit messen,
in einer Gebärmutter schaukeln,
Zahnarzt sein und vieles mehr.
http://www.kindermuseum-
  hamburg.de

Deutsches Hygiene-Museum Dresden
Im Erlebnisbereich des Deutschen
Hygiene-Museums, dem Kinder-
museum, können Kinder zwischen
4 und 12 Jahren die Geheimnisse
und Fähigkeiten erkunden, mit
denen unsere fünf Sinne uns die
Umwelt entdecken lassen. An
zahlreichen interaktiven Stationen
kann man selbst experimentieren
und ausprobieren.
http://www.dhmd.de

Museum Mensch und Natur
Im Museum Mensch und Natur
in München gibt es verschiedene
Dauerausstellungen z. B. zur
Geschichte des Lebens, zu Ernäh-
rung, zu Gehirn und Nerven des
Menschen und den Genen.
http://www.musmn.de/start.htm

Kulturama Zürich
Das Museum des Menschen in
Zürich beschäftigt sich mit der
Evolution von Tier und Mensch,
der Biologie und der Kultur-
geschichte des Menschen. Auf
einem Erlebnispfad können
Kinder z. B. Herz- und Lungen-
geräusche hören, Knochen
ertasten, die Geburt eines Menschen sehen oder die Fähigkeiten
des Gehirns selbst erfahren.
http://www.kulturama.ch

Die virtuelle „Medizinstadt" für Kinder
Hier kann man einen Rundgang
durch eine Kinderklinik oder
eine Kinderarztpraxis machen.
Außerdem gibt es eine Bibliothek,
ein Internetcafe, Spiele und viele
Informationen zu den Themen
Körper, Krankheiten und Erste
Hilfe.
http://www.medizity.de/

BR-Wissenslexikon
Auf den Kinderseiten des
Bayerischen Rundfunks finden
sich in einem Wissenslexikon
zahlreiche Einträge rund um das
Thema Körper: Augen, Ohren,

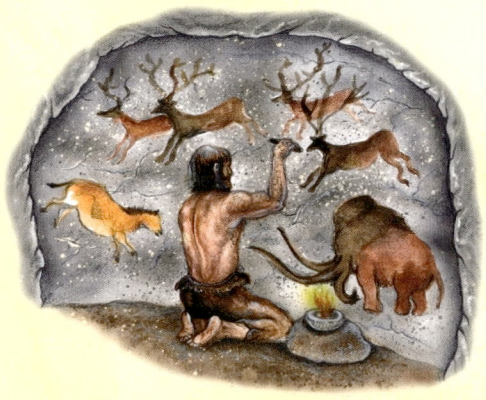

Nase, Mund, Blinddarm, Haare,
Knochen, Muskeln, Sinne …
http://www.br-online.de/kinder/
  fragen-verstehen/wissen/

Kinderseite des Bundesumwelt-ministeriums
Hier erhält man u. a. Informatio-
nen zu den Themen Ernährung,
Bewegung und Fitness im Alltag.
http://www.bmu-kids.de/wissen/
  index_wissen.htm

Kinder-Internetseite des Aktionsprogramms „Umwelt und Gesundheit"
Das Programm wurde von den
Bundesministerien für Gesundheit,
Umwelt und Verbraucherschutz
ins Leben gerufen und will die
Verbindung zwischen Umwelt
und Gesundheit sichtbar machen.
Hier finden sich u. a. Informationen zu Lärm, Allergien, Fitness
und Ernährung.
http://kinderwelt.org

Internetseite für Jugendliche der BZgA
Auf der Seite der Bundeszentrale
für gesundheitliche Aufklärung
(BZgA) erhält man Tipps und
Informationen zu den Themen
Liebe, Pubertät, Aufklärung und
Sex.
http://www.loveline.de

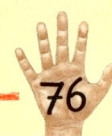

Atmung Durch das Atmen wird unser Körper mit Sauerstoff versorgt. Wir atmen durch Nase oder Mund ein. Die Luft strömt durch die Luftröhre und über die Bronchien in die beiden Lungenflügel. Durch die Bronchiolen gelangt sie bis in die Lungenbläschen, das eigentliche Lungengewebe. Über die Lungenbläschen wird der Sauerstoff an das Blut abgegeben. Die verbrauchte Luft atmen wir wieder aus.

Auge Sinnesorgan zum Sehen

Befruchtung Das Verschmelzen einer männlichen Samenzelle und einer weiblichen Eizelle im Inneren des weiblichen Körpers zu einer Zelle.

Blut Das Blut besteht aus Blutplasma, in dem sich die roten und weißen Blutkörperchen befinden, und den Blutplättchen. Die roten Blutkörperchen versorgen den Körper mit Sauerstoff. Das Blutplasma transportiert Nährstoffe aus den verdauten Nahrungsmitteln. Die weißen Blutkörperchen sind Teil des Immunsystems. Die Blutplättchen sorgen für die Blutgerinnung.

Blutkreislauf Das Herz pumpt das Blut durch die Adern in alle Körperteile und Organe. Arterien transportieren das sauerstoffreiche Blut vom Herzen weg in den Körper. Das sauerstoffarme Blut wird zum Herzen und von dort zu den Lungen transportiert, wo es wieder mit Sauerstoff angereichert wird. Es fließt zurück zum Herzen und durchläuft den Kreislauf erneut.

Chromosomen Die Träger unserer Erbanlagen. Jede Körperzelle hat 23 Chromosomenpaare (46 Chromosomen). Die Ei- und Samenzellen haben nur 23 Chromosomen. Wenn beide bei der Befruchtung verschmelzen, besitzt die neue Zelle wieder 46 Chromosomen.

Gebiss Das menschliche Gebiss hat 28 Zähne: Schneidezähne, Eckzähne, Backenzähne und zusätzlich bis zu vier Weisheitszähne. Ab dem sechsten Lebensmonat wachsen die ersten Zähne, die sogenannten Milchzähne. Sie fallen zwischen dem 6. und 14. Lebensjahr aus und werden durch bleibende Zähne ersetzt.

Gehirn Das Gehirn ist die „Schaltzentrale" unseres Körpers. Dort sitzen das Gedächtnis, das Bewusstsein, die Sinnesempfindungen, das bewusste Handeln, der Verstand und die Gefühle. Es steuert alle Bewegungen, die Atmung, das Sprechen und das Gleichgewicht. Zusammen mit dem Rückenmark bildet es den zentralen Teil des Nervensystems. Es liegt geschützt in der Schädelhöhle. Die wichtigsten Teile des Gehirns sind Großhirn, Kleinhirn und Hirnstamm, die unterschiedliche Aufgaben erfüllen.

Geschlechtsorgane Männer und Frauen unterscheiden sich durch ihre Geschlechtsorgane. Bei Mädchen und Frauen liegen die inneren Geschlechtsorgane, Gebärmutter, Eierstöcke, Eileiter, im Unterleib. Die äußeren Geschlechtsmerkmale sind die Schamlippen. Brüste und Schambehaarung entwickeln sich in der Pubertät. Bei Jungen und Männern sind die Geschlechtsorgane von außen sichtbar: Penis (Glied) und Hodensack.

Haut Größtes Organ des Menschen. Sie schützt den Körper vor Schmutz, Krankheitserregern und schädlichen Sonnenstrahlen und ist für die Regulierung der Körpertemperatur verantwortlich. In der Haut befinden sich zahlreiche Nervenzellen, mit denen wir z. B. Wärme, Kälte, Schmerz und Druck fühlen können.

Herz Faustgroßer Hohlmuskel, der das Blut durch den Körper pumpt. Es besteht aus der rechten und der linken Herzkammer mit jeweils einem Vorhof, die durch die Herzscheidewand getrennt sind. Der Herzmuskel zieht sich zusammen und pumpt das Blut aus dem Herzen in den Körper. Dann erschlafft der Muskel wieder und das Herz füllt sich mit neuem Blut.

Immunsystem Abwehrsystem des Körpers gegen Krankheitserreger und schädliche Substanzen. Das Immunsystem ist nicht in einem bestimmten Organ

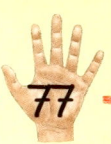

angesiedelt, sondern besteht aus mehreren Barrieren (z. B. Haut), Organen oder Organteilen (z. B. Milz, Lymphsystem) und Zellen in Blut und Gewebe (z. B. weiße Blutkörperchen).

Knochen Alle Knochen zusammen bilden das Skelett. Knochen bestehen aus lebendem Gewebe, das von der Knochenhaut umgeben ist. In den Knochen befindet sich das Knochenmark, das die Blutkörperchen bildet.

Muskeln Unser Körper hat über 600 verschiedene Muskeln, ohne die wir uns nicht bewegen könnten. Muskeln, die wir bewusst steuern können, heißen Skelettmuskeln oder quer gestreifte Muskeln. Die inneren Organe haben glatte Muskeln, die wir nicht steuern können.

Nase Organ zum Riechen und Atmen

Ohr Sinnesorgan zum Hören. Jeder Mensch hat zwei Ohren. Im Innenohr liegt auch unser Gleichgewichtssinn.

Organe Organe sind aus verschiedenen Zellen und Geweben zusammengesetzt, die eine gemeinsame Funktion übernehmen wie Herz oder Lunge. Mehrere Organe, die eng zusammenarbeiten, bilden ein Organsystem z. B. Nervensystem, Herz-Kreislauf-System oder Atmungssystem.

Pubertät Zeit, in der Kinder geschlechtsreif und langsam zu einem Erwachsenen werden. Die Pubertät beginnt bei Mädchen mit der ersten Periode, bei Jungen mit dem ersten Samenerguss. Der Körper beginnt sich zu verändern, aber auch Gefühle, Verhaltensweisen und Interessen wandeln sich.

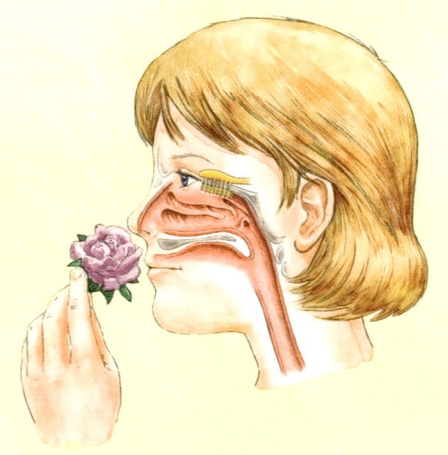

Sinne Riechen, Hören, Sehen, Schmecken und Fühlen sind unsere fünf Sinne. Über die Sinnesorgane (Nase, Ohren, Augen, Zunge, Haut) nehmen wir unsere Umwelt wahr. In allen Sinnesorganen gibt es spezielle Nervenzellen, die auf die unterschiedlichen Reize reagieren. Die Nervenzellen senden elektrische Impulse aus, die an das Gehirn weitergeleitet werden.

Skelett Das Gerüst des Körpers. Es hält uns aufrecht und schützt die inneren Organe. Es besteht aus über 200 Knochen, die meist durch Gelenke miteinander verbunden sind und sich so bewegen lassen.

Verdauung Abbau der Nährstoffe (Kohlenhydrate, Eiweiße, Fette), die in der Nahrung enthalten sind, sodass sie für den Körper nutzbar sind. Die Verdauung beginnt mit dem Kauen im Mund. Der Nahrungsbrei wird über die Speiseröhre in den Magen transportiert. Von dort gelangt er in den Dünndarm und später in den Dickdarm. Die unverdaulichen Nahrungsbestandteile werden als Kot ausgeschieden.

Wirbelsäule Teil unseres Skeletts. Sie besteht aus 33–34 Wirbeln: Hals-, Brust- und Lendenwirbeln, Kreuzbein und Steißbein. Für Beweglichkeit sorgen Gelenke und die zwischen den Wirbeln liegenden Bandscheiben.

Zähne Ein Zahn besteht aus Krone, Hals und Wurzel. Im Inneren liegt eine Art Knochen, das Zahnbein, und im Zahnmark liegen Blutgefäße und Nerven. Die Zahnwurzel verbindet den Zahn mit dem Kiefer. Von außen kann man nur die Zahnkrone aus hartem Zahnschmelz sehen.

Zellen Kleinster „Baustein" des Körpers. Unser Körper besteht aus Milliarden von Zellen. Sie bilden Knochen, Muskeln, Fettgewebe und alle Organe. Je nach Funktion gibt es sehr unterschiedliche Zellen. In ihrem Inneren tragen sie die auf den Chromosomen gespeicherten Erbinformationen.

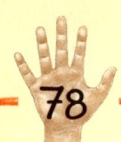

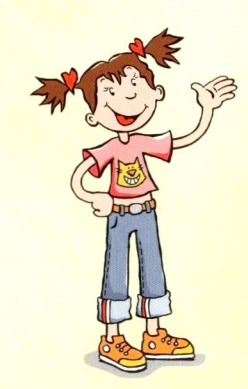

Bildnachweis

Agentur Kunterbunt, Heidi Velten: Seite 20, 34/35, 40, 41 (beide),
    45 (unten), 58/59, 69
© Banana Stock/Ozone Images: Umschlagvorderseite (Mädchen)
CORBIS: Seite 14 (oben), 15, 18, 22 (unten), 24/25, 27, 38, 45 (oben),
    53, 70 (oben)
Digitalstock: Seite 39 (links), 43
© dpa Picture Alliance GmbH: Seite 11, 12 (links), 14 (unten), 28
F1 Online: Seite 63 (Mitte)
istock: Seite 12 (3 unten), 13, 24/25 (Hintergrund), 30, 46/47, 49,
    56 (oben), 57 (unten), 62, 66 (Seife, Seifenspender, Bürste), 67,
    70 (unten)
© Mazas/Dreamstime.com: Seite 8/9
© Matka_wariatka/Dreamstime.com: Seite 65
mauritius images: Umschlagvorderseite (Junge, DNA Kette), Seite 17,
    22 (oben), 23 (oben), 31, 42, 44, 50, 51, 52, 54, 56 (unten),
    57 (oben), 60 (beide), 63 (oben), 66 (oben, unten links)
© Monika Wisniewska/Dreamstime.com: Seite 39 (rechts)
Panther Media: Seite 64
Science Photo Library über Agentur Focus: Umschlagvorderseite (Hand),
    Seite 37 (beide)
stock.xchng: Seite 23 (unten)

Illustrationen:
Milada Krautmann: Seite 17 (rechts unten), 22, 28/29, 32 (oben u. Mitte);
    33 (oben), 36 (oben u. unten)
Anna-Luisa und Marina Durante: Seite 10/11 (unten)
Elisabetta Ferrero: Seite 36 (Mitte)
Lorenzo Orlandi: Seite 65 (oben rechts)
Sylvia Christoph: Seite 48, 49, 54

Bibliografische Information Der Deutschen Nationalbibliothek

Die Deutsche Nationalbibliothek verzeichnet diese Publikation in
der Deutschen Nationalbibliografie; detaillierte bibliografische Daten
sind im Internet über **http://dnb.ddb.de** abrufbar.

4 3 2 1   11 10 09 08

© 2008 Ravensburger Buchverlag Otto Maier GmbH
Postfach 18 60 D-88188 Ravensburg
Alle Rechte, auch die des auszugsweisen Nachdrucks, vorbehalten
Text: Martina Gorgas
Illustrationen: Joachim Krause, Charlotte Wagner (Character u. Comics)
Redaktion: Tina Beutner
Umschlagkonzeption: Dirk Lieb
Printed in Germany
ISBN: 978-3-473-55164-4

www.ravensburger.de

Schicke uns eine Karte mit dem richtigen
Lösungswort oder eine E-Mail.
Wir verlosen jeden Monat 10 Buch-
pakete unter den Einsendern!

Gewinnspiel-Adresse:
Ravensburger Buchverlag
Otto Maier GmbH
Kennwort „Expedition Wissen"
Postfach 2007
88190 Ravensburg
Deutschland

Mailadresse:
buchgewinnspiel@ravensburger.de,
im Betreff Kennwort „Expedition Wissen"

Du kannst auch **online** am Gewinnspiel
teilnehmen! Trage das Lösungswort ein
unter der Rubrik „Knack den Code" auf
der Seite **www.expedition.wissen.de**.

Viel Glück!